Otorrinolaringologia e o Trabalho
Incluindo PAINPSE (PAIR)

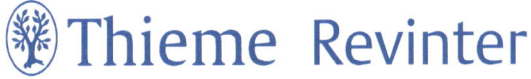

Otorrinolaringologia e o Trabalho
Incluindo PAINPSE (PAIR)

Alberto Alencar Nudelmann
Médico Otorrinolaringologista pela PUCRS, AMB, ABORL-CCF, CFM
Professor do Instituto de Administração Hospitalar e Ciências da Saúde (IAHCS)
Mestre em Educação pela PUCRS
Perito na Justiça Federal, do Trabalho e Cível
Assistente Técnico e Consultor de Empresas

Thieme
Rio de Janeiro • Stuttgart • New York • Delhi

Dados Internacionais de Catalogação na Publicação (CIP)

N964o

Nudelmann, Alberto Alencar
Otorrinolaringologia e o Trabalho: Incluindo PAINPSE (PAIR) / Alberto Alencar Nudelmann. – 1. Ed. – Rio de Janeiro – RJ: Thieme Revinter Publicações, 2021.

80 p.: 14 x 21 cm.
Inclui Índice Remissivo e Referência Bibliográfica.
ISBN 978-65-5572-045-7
eISBN 978-65-5572-046-4

1. Otorrinolaringologia. 2. Otologia. 3. Legislação. I. Título.

CDD: 617.51
CDU: 616.21

Contato com o autor:
nudelmann@cofip.com.br

© 2021 Thieme
Todos os direitos reservados.
Rua do Matoso, 170, Tijuca
20270-135, Rio de Janeiro – RJ, Brasil
http://www.ThiemeRevinter.com.br

Thieme Medical Publishers
http://www.thieme.com

Capa: Thieme Revinter Publicações Ltda.

Impresso no Brasil por Forma Certa Gráfica Digital Ltda.
5 4 3 2 1
ISBN 978-65-5572-045-7

Também disponível como eBook:
eISBN 978-65-5572-046-4

Nota: O conhecimento médico está em constante evolução. À medida que a pesquisa e a experiência clínica ampliam o nosso saber, pode ser necessário alterar os métodos de tratamento e medicação. Os autores e editores deste material consultaram fontes tidas como confiáveis, a fim de fornecer informações completas e de acordo com os padrões aceitos no momento da publicação. No entanto, em vista da possibilidade de erro humano por parte dos autores, dos editores ou da casa editorial que traz à luz este trabalho, ou ainda de alterações no conhecimento médico, nem os autores, nem os editores, nem a casa editorial, nem qualquer outra parte que se tenha envolvido na elaboração deste material garantem que as informações aqui contidas sejam totalmente precisas ou completas; tampouco se responsabilizam por quaisquer erros ou omissões ou pelos resultados obtidos em consequência do uso de tais informações. É aconselhável que os leitores confirmem em outras fontes as informações aqui contidas. Sugere-se, por exemplo, que verifiquem a bula de cada medicamento que pretendam administrar, a fim de certificar-se de que as informações contidas nesta publicação são precisas e de que não houve mudanças na dose recomendada ou nas contraindicações. Esta recomendação é especialmente importante no caso de medicamentos novos ou pouco utilizados. Alguns dos nomes de produtos, patentes e design a que nos referimos neste livro são, na verdade, marcas registradas ou nomes protegidos pela legislação referente à propriedade intelectual, ainda que nem sempre o texto faça menção específica a esse fato. Portanto, a ocorrência de um nome sem a designação de sua propriedade não deve ser interpretada como uma indicação, por parte da editora, de que ele se encontra em domínio público.

Todos os direitos reservados. Nenhuma parte desta publicação poderá ser reproduzida ou transmitida por nenhum meio, impresso, eletrônico ou mecânico, incluindo fotocópia, gravação ou qualquer outro tipo de sistema de armazenamento e transmissão de informação, sem prévia autorização por escrito.

DEDICATÓRIA

Dedico este livro a todos os meus colegas, membros do Comitê Nacional de Ruído e Conservação Auditiva, que constituíram todas as bases das leis trabalhistas do Brasil neste âmbito e que lutaram contra tudo e todos, para fazer o melhor aos trabalhadores do Brasil e a esta grandiosa Nação. Que Deus sempre os ilumine e os proteja, onde quer que estejam.

AO LIVRO

Assim como Bernardino Ramazzini dedico-te algumas palavras.[1] Não creias que será fadado a alguma glória. Lembre-se de que foste escrito em um momento de tristeza e porque dispúnhamos todo o tempo do mundo em nosso confinamento. Desejo-te sorte e que ajudes os profissionais a quem tu foste escrito e que recebas mais elogios do que críticas, não que críticas não sejam importantes, pois estas nos ajudam a crescer. Terminarás em uma estante, talvez esquecido com um pouco de bolor, ou talvez em uma estante virtual, vendido pela internet a qualquer preço. Mas ficam aí meus sinceros agradecimentos pelo teu esforço.

PREÂMBULO

Retomei um velho projeto de realizar este livro nesta pandemia. Quando fechei a clínica, pressionado pelos familiares de minha secretária, que tem 69 anos e sofre de problemas respiratórios; pelos meus próprios familiares por eu ter mais de 60 anos de idade; e ainda pelo CFM e Sociedades Médicas, comecei minha quarentena em confinamento. Sinto-me um pouco covarde, pareço um soldado (da saúde) que abandonou o campo de batalha. Deveria eu, como soldado, viver ou morrer no campo de batalha. Meus filhos médicos me disseram que sou um soldado reformado. Assim, perdi minhas patentes e não tenho mais força para lutar, fui derrotado por uma força maior que o vírus, o tempo.

Já no confinamento, minha mulher me consola contando histórias de uma patrícia minha que ficou dois anos em confinamento, Anne Frank, e terminou morta por um vírus, para o qual até hoje não acharam vacina ou cura, chamado racismo. Coloco-me a escrever para espantar minhas tristezas, angústias, incertezas e medos.

Vejo, ou melhor, sinto muita tristeza em minha mulher com a situação que acontece com a Itália, pois seu bisavô era italiano. Consolei-a dizendo que o Império Romano foi destruído e; as guerras, vulcões e terremotos também destruíram a Itália. Mas ela sempre volta e quando volta vem mais forte e mais linda.

E assim a vida continua, e o livro também.

PREFÁCIO

A possibilidade de transmitir a colegas tudo aquilo que foi aprendido e absorvido durante uma vida profissional é gratificante.

Este é o foco do autor desta obra.

Existem muitos instrumentos para realizar este procedimento, principalmente em eventos da especialidade.

Entretanto, as interligações entre a otorrinolaringologia e a medicina do trabalho tornaram o autor uma referência nacional nesta área.

Estamos em uma era de judicialização, onde o conhecimento legal é fundamental para que não cometamos erros.

Meu relacionamento com o autor ultrapassa um quarto de século, e, como especialista em otologia, muito auxiliou-nos nos diagnósticos diferenciais das perdas auditivas.

Sempre repito em palestras que o médico do trabalho deve ter um otologista consultor, pois os entraves jurídicos estão cada vez mais intrincados e legalistas.

O diagnóstico correto e a correlação com o trabalho sempre foram para o Dr. Alberto Alencar Nudelmann um desafio, tornando este profissional um estudioso e um meticuloso nos seus pareceres.

Este livro é um trabalho didático aos colegas médicos que encontrarão uma variedade de evidências jurídicas que não são ensinadas nos cursos de formação e especialização, sendo de grande valia na vida diária profissional.

Meus sinceros cumprimentos ao autor pelo esforço, dedicação e minuciosidade na elaboração deste trabalho, que facilitará os procedimentos e as condutas dos colegas.

João Alberto Maeso Montes
Médico do Trabalho
Especialista em Medicina do Trabalho
Especialista em Medicina Legal e Perícias Médicas
Perito Judicial no TRT4

SUMÁRIO

1 INTRODUÇÃO 1
2 NEXO CAUSAL/SIGILO MÉDICO 3
3 CRIMES AMBIENTAIS 9
4 AUDIÇÃO/RUÍDO E O TRABALHO 11
5 OTITE E O TRABALHO 29
6 FARINGOTONSILITES E O TRABALHO.................................... 31
7 LABIRINTITES E O TRABALHO 33
8 RINOSSINUSITE E O TRABALHO 39
9 ANOSMIA E PERFURAÇÃO SEPTAL.. 41
10 DISFONIA E O TRABALHO 43
11 TRAQUEOSTOMIA E O TRABALHO 49
12 PARALISIA FACIAL E O TRABALHO... 51
13 APARELHO AUDITIVO E O TRABALHO 53
14 APNEIA DO SONO E O TRABALHO 55
15 MEDICAMENTOS OTORRINOLARINGOLÓGICOS E O TRABALHO E DIREÇÃO VEICULAR... 57
REFERÊNCIAS BIBLIOGRÁFICAS 59
ÍNDICE REMISSIVO... 61

Otorrinolaringologia e o Trabalho
Incluindo PAINPSE (PAIR)

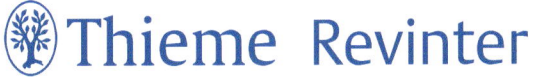

INTRODUÇÃO

CAPÍTULO 1

Este livro tem por objetivo preencher uma lacuna que existe em nossa especialidade e talvez até em outras especialidades médicas, onde no dia a dia no seu consultório o médico otorrinolaringologista é colocado em frente destas situações e não possui experiência e nem literatura especializada para auxiliá-lo. Com a judicialização da medicina torna-se imprescindível sabermos como atuar diante desta situação para evitarmos que futuramente sejamos responsabilizados por atos que praticamos de modo involuntário ou mesmo sem conhecimento sobre estes fatos.

É bom lembrar que não poderemos usar o desconhecimento de leis, decretos ou normas como nossa defesa numa demanda judicial. Logo, torna-se imprescindível que tenhamos o mínimo de conhecimento desta interface, muito negligenciada nos nossos estudos sobre as doenças na Faculdade de Medicina e nas Residências Médicas.

Quando eu lecionava estes assuntos na Residência Médica, a maior parte dos alunos pouco se interessava sobre o assunto. Consideravam estes que mais importantes seriam cirurgias e casos clínicos de preferência os mais complexos, que sabemos que são pouco frequentes e restritos a âmbito de equipes médicas. Mais tarde após alguns anos quando nos encontrávamos, relatavam-me que tudo que tinha aprendido tinha sido muito útil na prática médica diária.

Como perito das Justiças Federal, Estadual e do Trabalho recebo diariamente atestados colocando que o paciente possui uma doença otorrinolaringológica e por apresentar alguma perda auditiva não pode trabalhar no ruído. Estes fatos geram problemas para o paciente, para seu empregador, para a Justiça e para a Sociedade como um todo. Fico a questionar se não devemos deixar o deficiente auditivo trabalhar no ruído, e se teríamos o direito de deixar um normo-ouvinte ficar com deficiência auditiva pelo ruído. Isto seria um completo absurdo.

Para iniciarmos a discutir este intrigante assunto quero frisar que não sou o dono da verdade, este trabalho servirá apenas de orientação aos colegas e jamais devemos tomá-lo como diretrizes ou normas. E talvez futuramente tenha, com a análise de muitos olhos, de rever meus posicionamentos.

A nossa premissa será o que foi dito por Bernardino Ramazzini,[1] o pai da medicina do trabalho, que para conhecermos uma pessoa de pouco importará sua idade, seu gênero, sua origem, sua religião, devemos cumprimentá-lo apertando sua mão para sentirmos a textura da mesma e sua força e perguntarmos qual é sua **ocupação/trabalho**. Sem este dado uma anamnese será sempre incompleta.

NEXO CAUSAL/SIGILO MÉDICO

CAPÍTULO 2

Primeiramente quando diagnosticamos uma doença otorrinolaringológica ou uma doença qualquer a mesma ficará restrita entre o médico e o paciente (pais em paciente menor ou responsável em caso de incapaz), sendo resguardado o sigilo profissional que possui amparo legal. Nas doenças ocupacionais, relacionadas com o trabalho, este fato deverá ser relatado ao Governo por uma CAT (Comunicação de Acidente de Trabalho), uma vez que doença ocupacional é equiparada a acidente do trabalho por força de lei. Também devemos comunicar a empresa através de seu médico do trabalho para tomada das medidas cabíveis. E talvez tenhamos até de relatar à Justiça e ao Ministério Público do Trabalho e explicar nossa conclusão diagnóstica. Logo, ao contrário das outras doenças, esta passa a ser de conhecimento de todos.

Aqui os otorrinolaringologistas começam a sua primeira dúvida. Será que sou obrigado a relatar isto e como fica o sigilo médico?

Assim segue adiante o esclarecimento desta dúvida, resultante de uma discussão jurídica em âmbito da Justiça Federal de Santa Catarina que, em vez de terminar pacificando a situação, mais dúvidas gerou sobre o assunto. O Prof. Nucci da PUC-SP sintetiza o ocorrido e termina dando sua opinião de maneira brilhante e clara em razão de inúmeras controvérsias geradas por este caso.[2]

Limites do sigilo entre médico e paciente para fins penais

Por Guilherme de Souza Nucci

O sigilo médico sempre foi consagrado pelas leis brasileiras, a fim de não expor a relação de confiança estabelecida entre o paciente e o profissional que o atende. Tanto é verdade que o Código de Processo Penal (1941) dispõe no artigo 207: "São proibidas de depor as pessoas que, em razão de função, ministério, ofício ou profissão, devam guardar segredo, salvo se, desobrigadas pela parte interessada, quiserem dar o seu testemunho". No tocante ao médico, o Conselho Federal de Medicina não permitia a quebra de confiança nem mesmo no caso de consentimento do paciente, ao menos quando pudesse comprometer este último no cenário criminal.

Como regra, o Conselho Federal de Medicina veda a exibição do prontuário ou ficha médica do paciente, salvo com o consentimento deste. Para tanto, editou a Resolução CFM 1.605/2000, contendo os seguintes principais artigos:

"Art. 1º – O médico *não pode, sem o consentimento do paciente, revelar o conteúdo do prontuário ou ficha médica.*

Art. 2º – Nos casos do art. 269 do Código Penal, onde a comunicação de doença é compulsória, o dever do médico restringe-se exclusivamente a comunicar tal fato à autoridade competente, *sendo proibida a remessa do prontuário médico do paciente.*

Art. 3º – Na investigação da hipótese de *cometimento de crime o médico está impedido de revelar segredo que possa expor o paciente a processo criminal.* (...)

Art. 5º – Se houver autorização expressa do paciente, tanto na solicitação como em documento diverso, o *médico poderá encaminhar a ficha ou prontuário médico diretamente à autoridade requisitante.* (...)

Art. 7º – Para sua defesa judicial, o médico poderá apresentar a ficha ou prontuário médico à autoridade competente, solicitando que a matéria seja mantida em segredo de justiça" (grifamos).

Diante dessas normas, sempre defendi que o médico não deve enviar o prontuário do paciente ao juiz, seja de que vara for. E mais: em particular no âmbito criminal, tratando-se de autoria do crime (ou circunstâncias pessoais do agente, como personalidade, conduta social etc.) há de se preservar o sigilo médico. Assim sendo, a proibição de depor, para guardar segredo, sempre envolveu o médico quanto ao seu paciente.

Por outro lado, cuidando-se de prova da *materialidade do crime*, nunca concordei com a omissão do médico, em nome do sigilo. Nem mesmo o advogado pode ocultar dados sobre a existência do crime (p. ex., o cliente não pode guardar, impune, drogas ilícitas no escritório do causídico). Portanto, se houver um exame médico em mulher que acabou de abortar, não pode o profissional da medicina ocultar das autoridades a ocorrência do referido aborto. É a materialidade do delito. Deve enviar a ficha clínica ou prontuário a juízo (ou para instruir inquérito).

Argumentando, ainda, se o assassino confessa o crime ao médico psiquiatra, este não pode mandar o prontuário do paciente para a Justiça, pois estaria quebrada, de vez, a confiança existente entre ambos. Mas se o paciente pretender esconder o cadáver no consultório do médico (materialidade), por óbvio, não há sigilo algum a protegê-lo.

Ocorre que o Ministério Público Federal ajuizou ação civil pública perante a 3ª Vara Federal de Florianópolis requerendo a declaração de inconstitucionalidade do artigo 4º da Resolução CFM 1.605/2000 e do parágrafo 1º do artigo 89 da Resolução CFM 1.913/2009, bem como para que o CFM não mais limite o acesso ao prontuário e ficha médica de qualquer paciente, quando houver requisição judicial. Assim sendo, a 4ª Turma do Tribunal Regional Federal da 4ª Região, por maioria, deu provimento à apelação para declarar ilegal o referido artigo 4º da Resolução CFM 1.605/2000 e parágrafo 1º do artigo 89 da Resolução 1.931/2009, afirmando que o prontuário ou ficha clínica seja disponibilizado apenas ao médico nomeado perito judicial, quando houver requisição do juiz.

Surge então o artigo 4º da Resolução 1.605/2000, nos seguintes termos: "Se na instrução de processo criminal for requisitada, por autoridade judiciária competente, a apresentação do conteúdo do prontuário ou da ficha médica, o médico disponibilizará os documentos ao perito nomeado pelo juiz, para que neles seja realizada perícia restrita aos fatos em questionamento" (vide circular CFM-COJUR 16/2018).

Ora, a situação, hoje, encontra-se em verdadeiro conflito aparente de normas. Enquanto o artigo 207 do CPP veda o depoimento do médico acerca de seu paciente, o artigo 4º da Resolução 1.605/2000 (com nova redação) prevê a entrega do prontuário/ficha médica ao perito judicial. Há de se ponderar o seguinte:

a) se o médico deve guardar sigilo sobre seu paciente, *não devendo depor a respeito*, como pode enviar o prontuário/ficha médica ao perito judicial? É contraditório. Se deve ficar calado diante do juiz, *não tem como prestar declarações por meio de prontuário*. Daria no mesmo: falar sobre o paciente ou enviar os dados do paciente por escrito;

b) a ação civil contra norma constante em resolução do CFM tem o risco de não ter eficácia em face do artigo 207 do CPP, ou seja, por meio da resolução não haveria óbice ao envio do prontuário/ficha médica; porém, segundo o artigo 207 do CPP, não pode depor;

c) retirando-se do tema a referência à materialidade do crime, os médicos, pelo menos em seus consultórios, podem manipular dados para entrar (ou não) no prontuário do paciente; com isso, nada se conseguiria obrigando o profissional a enviar o texto a juízo. Pode ser remetido um prontuário *vazio* de dados.

Dar depoimento em juízo ou enviar, por escrito, o mesmo texto sobre o qual seria falado à frente do juiz são situações idênticas. Se o médico não for obrigado a depor sobre seu paciente, não pode, também, mandar o prontuário/ficha clínica ao perito judicial, expondo seu paciente.

Acima da resolução do CFM está o Código de Processo Penal.

Em conclusão, mantenho a minha ótica no tocante ao sigilo médico. Não se pode omitir dados quanto à materialidade de um crime. Pode o médico, lastreado no artigo 207 do CPP, recusar-se a enviar o prontuário/ficha médica do paciente caso diga respeito à autoria ou circunstâncias pessoais do delito.

Art. 207 do Código Processo Penal – Decreto Lei 3689/41
CPP – Decreto Lei nº 3.689 de 03 de Outubro de 1941

Art. 207. São proibidas de depor as pessoas que, em razão de função, ministério, ofício ou profissão, devam guardar segredo, salvo se, desobrigadas pela parte interessada, quiserem dar o seu testemunho.

O diagnóstico de uma doença ocupacional não será apenas de uma doença que ensejará tratamento, cuidados e prevenção. Este diagnóstico poderá levar a uma multa por parte da DRT (Delegacia Regional do Trabalho), uma solicitação de intervenção por parte de um Sindicato, uma indenização na Justiça de Trabalho e até um TAC (Termo de Ajuste e Conduta) por parte do Ministério Público do Trabalho. Também poderá influenciar em aumento de alíquotas de contribuição previdenciárias, por causa de danos coletivos que gerarão gastos altíssimos às empresas. Logo este diagnóstico poderá ter consequências catastróficas se mal colocado. E até o médico que realizou este diagnóstico poderá ser penalizado, uma vez que omissão de CAT é passível de punição por força de lei.

Assim devemos em frente a suspeita de doença ocupacional, jamais fechar este diagnóstico, uma vez que o otorrinolaringologista, salvo raras exceções de alguns que são médicos do trabalho, não conhece o local de trabalho para chegar a esta conclusão.

O CFM (Conselho Federal de Medicina) preocupado com este assunto já elaborou uma Resolução, publicada no Diário Oficial da União que transcrevo a seguir uma parte.[3]

DIÁRIO OFICIAL DA UNIÃO

Órgão: Entidades de Fiscalização do Exercício das Profissões Liberais/Conselho Federal de Medicina
RESOLUÇÃO Nº 2.183, DE 21 DE JUNHO DE 2018.

Dispõe de normas específicas para médicos que atendem o trabalhador.
Art. 2º Para o estabelecimento do nexo causal entre os transtornos de saúde e as atividades do trabalhador, além da anamnese, do exame clínico (físico e mental), de relatórios e dos exames complementares, é dever do médico considerar:
I – a história clínica e ocupacional atual e pregressa, decisiva em qualquer diagnóstico e/ou investigação de nexo causal;
II – o estudo do local de trabalho;
III – o estudo da organização do trabalho;
IV – os dados epidemiológicos;
V – a literatura científica;
VI – a ocorrência de quadro clínico ou subclínico em trabalhadores expostos a riscos semelhantes;
VII – a identificação de riscos físicos, químicos, biológicos, mecânicos, estressantes e outros;
VIII – o depoimento e a experiência dos trabalhadores;
IX – os conhecimentos e as práticas de outras disciplinas e de seus profissionais sejam ou não da área da saúde.
Parágrafo único. Ao médico-assistente é vedado determinar nexo causal entre doença e trabalho sem observar o contido neste artigo e seus incisos.

Sugiro que o otorrinolaringologista apenas descreva a lesão e, se quiser, as hipóteses diagnósticas, que deverão ser todas as possíveis causas para esta lesão, deixando que o diagnóstico diferencial da doença ocupacional seja efetuado por quem está habilitado para esta função, ou seja, o Médico do Trabalho ou o Perito Judicial. Também não cabe ao otorrinolaringologista atestar a aptidão ou inaptidão para o trabalho, esta função é exclusiva do Médico do Trabalho por meio de um ASO (Atestado de Saúde Ocupacional) de acordo com a lei. Atestados deste tipo somente causarão constrangimento ao Médico do Trabalho que não precisa aceitá-lo e, também, ao trabalhador que se sentirá prejudicado com este.

A seguir, um modelo de ASO para conhecimento dos colegas.

ATESTADO DE SAÚDE OCUPACIONAL – ASO (modelo)

EMPRESA: _____

ENDEREÇO: _____

Tipo de exame: [ ] Admissional   [ ] Periódico   [ ] Demissional
[ ] Retorno ao trabalho [ ] De mudança de função

Atestamos que o(a) Sr(a)_____,
identidade nº_____, CPF nº _____, submeteu-se à avaliação de saúde em conformidade com a NR-7 da Portaria nº 3214/78, PARA EXERCER O CARGO DE _____
NO SETOR - _____sendo o(a) mesmo(a) considerado(a)
[ ] apto(a)   [ ] inapto(a) para a função de: _____

A presente avaliação constou dos procedimentos abaixo discriminados:

Exames realizados   Data
_____   _____
_____   _____

Riscos ocupacionais específicos existentes na atividade do empregado:
_____

Observações:
A 1ª via deste atestado deverá ficar arquivada no local de trabalho à disposição da fiscalização do trabalho, sendo que a 2ª via deverá ser obrigatoriamente entregue ao trabalhador.
Os dados obtidos na presente avaliação estão registrados em prontuário clínico individual sob responsabilidade do médico encarregado do exame.

Nome e CRM do médico-coordenador do PCMSO:
Cidade, _____
DR.
CRM nº
Registro Mtb

Declaro que recebi a 2ª via deste documento.
Em ___/___/_____

_____
Assinatura do Empregado

CONCLUSÃO

Nexo causal (diagnóstico de doença ocupacional) deverá ser feito exclusivamente pelo Médico do Trabalho ou Perito Judicial.

CRIMES AMBIENTAIS

O otorrinolaringologista deverá sempre ter muito cuidado em relacionar uma doença otorrinolaringológica com alguma contaminação ambiental. Pois estas são tratadas de modo diferenciado na lei, uma vez que possuem abrangências social e comunitária. Elas serão motivo de investigação criminal e se gerado dúvida sobre as mesmas acabarão em processo nas Varas de Crimes Ambientais na Justiça Federal, envolvendo o médico otorrinolaringologista nesta celeuma. Em caso de suspeita deverá o médico otorrinolaringologista entrar em contato com o médico do trabalho da empresa para fazer uma investigação relatando sua preocupação sobre o fato e em caso de empresas pequenas deverá ser contatado o setor da Prefeitura Municipal responsável pela vigilância do trabalho.

Para melhor entendimento cito um caso que o colega fala a sua paciente que suspeitava que sua rinossinusite pudesse estar relacionada com os produtos químicos que manipulava no laboratório que trabalhava. Ela comunicou este fato ao seu Sindicato que acabou fazendo uma denúncia e terminou com um inquérito policial, causando grande transtorno às partes.

CONCLUSÃO

Nexo causal com envolvimento ambiental deverá ser feito exclusivamente pelo médico do trabalho em conjunto com o engenheiro de segurança do trabalho ou por Órgãos Governamentais.

AUDIÇÃO/RUÍDO E O TRABALHO

CAPÍTULO 4

Observamos que o otorrinolaringologista preocupado com o grau de perda auditiva de seu paciente vê no seu afastamento de sua atividade ou mesmo na sua aposentadoria a solução para o problema. Assim o Governo do Brasil neste sentido estabeleceu Decretos e Portarias que visem à proteção do trabalhador, quer este tenha ou não perda auditiva.

A nova NR-7 que entrará em vigor em 09/03/2021 determina as regras de controle da audição de trabalhadores expostos a níveis de pressão sonora elevada.[4]

PORTARIA Nº 6.734, DE 9 DE MARÇO DE 2020

Aprova a nova redação da Norma Regulamentadora nº 07 – Programa de Controle Médico de Saúde Ocupacional – PCMSO. (Processo nº 19966.100069/2020-12)
O SECRETÁRIO ESPECIAL DE PREVIDÊNCIA E TRABALHO DO MINISTÉRIO DA ECONOMIA, no uso das atribuições que lhe conferem os arts. 155 e 200 da Consolidação das Leis do Trabalho – CLT, aprovada pelo Decreto-Lei nº 5.452, de 1º de maio de 1943, e o inciso V do art. 71 do Anexo I do Decreto nº 9.745, de 08 de abril de 2019, resolve:
Art. 1º A Norma Regulamentadora nº 07 (NR-07) – Programa de Controle Médico de Saúde Ocupacional – PCMSO passa a vigorar com a redação constante do Anexo desta Portaria.
Parágrafo único. Quando das atualizações dos limites de exposição ocupacional constantes dos Anexos da Norma Regulamentadora nº 15, os Quadros 1 – Indicadores Biológicos de Exposição Excessiva (IBE/EE) e 2 – Indicadores Biológicos de Exposição com Significado Clínico (IBE/SC) do Anexo I da NR-07 deverão ser atualizados.
Art. 2º Determinar que a Norma Regulamentadora nº 07 e seus Anexos sejam interpretados com a tipificação disposta na tabela abaixo:

Regulamento	Tipificação
NR-07	NR Geral
Anexo I	Tipo 2
Anexo II	**Tipo 2**
Anexo III	Tipo 2

Anexo IV Tipo 2
Anexo V Tipo 2
Art. 3º Os exames complementares toxicológicos elencados na tabela a seguir, constantes do Anexo I da Norma Regulamentadora nº 07, serão exigidos conforme os prazos e observações abaixo consignados, sendo os prazos contados a partir do início da vigência desta Portaria:
Art. 4º Na data da entrada em vigor desta Portaria, revogar as Portarias:
I – Portaria MTPS n.º 3.720, de 31 de outubro de 1990;
II – Portaria SSST n.º 24, de 29 de dezembro de 1994;
III – Portaria SSST n.º 08, de 08 de maio de 1996;
IV – Portaria SSST n.º 19, de 09 de abril de 1998;
V – Portaria SIT n.º 223, de 06 de maio de 2011;
VI – Portaria SIT n.º 236, de 10 de junho de 2011;
VII – Portaria MTE n.º 1.892, de 09 de dezembro de 2013; e
VIII – Portaria Mtb n.º 1.031, de 06 de dezembro de 2018.
Art. 5º Esta Portaria entra em vigor 1 (um) ano após a data de sua publicação.
BRUNO BIANCO LEAL

ANEXO II
CONTROLE MÉDICO OCUPACIONAL DA EXPOSIÇÃO A NÍVEIS DE PRESSÃO SONORA ELEVADOS

1. Este Anexo estabelece diretrizes para avaliação e controle médico ocupacional da audição de empregados expostos a níveis de pressão sonora elevados.
2. Devem ser submetidos a exames audiométricos de referência e sequenciais todos os empregados que exerçam ou exercerão suas atividades em ambientes cujos níveis de pressão sonora estejam acima dos níveis de ação, conforme informado no PGR (Programa de Gerenciamento de Riscos) da organização, independentemente do uso de protetor auditivo.
2.1 Compõem os exames audiológicos de referência e sequenciais:
a) anamnese clínico-ocupacional;
b) exame otológico;
c) exame audiométrico realizado segundo os termos previstos neste Anexo;
d) outros exames audiológicos complementares solicitados a critério médico.
3. Exame audiométrico
3.1 O exame audiométrico será realizado em cabina audiométrica, cujos níveis de pressão sonora não ultrapassem os níveis máximos permitidos, de acordo com a norma técnica ISO 8253-1.
3.1.1 Nas empresas em que existir ambiente acusticamente tratado, que atenda à norma técnica ISO 8253-1, a cabina audiométrica poderá ser dispensada.
3.2 O audiômetro deve ser submetido a procedimentos de verificação e controle periódico do seu funcionamento, incluindo:
I – aferição acústica anual;
II – calibração acústica:
a) sempre que a aferição acústica indicar alteração;
b) quando houver recomendação de prazo pelo fabricante;
c) a cada 5 (cinco) anos, se não houver indicação do fabricante.

III – aferição biológica precedendo a realização dos exames audiométricos.
3.2.1 Os procedimentos constantes das alíneas "a" e "b" acima devem seguir o preconizado na norma técnica ISO 8253-1, e os resultados devem ser incluídos em certificado de aferição e/ou calibração que acompanhará o equipamento.
3.2.1.1 Na impossibilidade da realização do exame audiométrico nas condições previstas no item 3.1, o responsável pela execução do exame avaliará a viabilidade de sua realização em ambiente silencioso, por meio do exame audiométrico em 2 (dois) indivíduos, cujos limiares auditivos sejam conhecidos, detectados em exames audiométricos de referência atuais, e que não haja diferença de limiar auditivo, em qualquer frequência e em qualquer um dos 2 (dois) indivíduos examinados, acima de 5 (cinco) dB (NA) (nível de audição em decibéis).
3.3 O exame audiométrico deve ser executado por médico ou fonoaudiólogo, conforme resoluções dos respectivos conselhos federais profissionais.
3.4 O empregado deve permanecer em repouso auditivo por um período mínimo de 14 horas até o exame audiométrico.
3.5 O resultado do exame audiométrico deve ser registrado e conter, no mínimo:
a) nome, idade, CPF e função do empregado;
b) razão social da organização e CNPJ ou CPF;
c) tempo de repouso auditivo cumprido para a realização do exame audiométrico;
d) nome do fabricante, modelo e data da última aferição acústica do audiômetro;
e) traçado audiométrico e símbolos, conforme indicados neste Anexo;
f) nome, número de registro no conselho regional e assinatura do profissional responsável pelo exame audiométrico.
3.6 O exame audiométrico deve ser realizado, sempre, pela via aérea nas frequências de 500, 1.000, 2.000. 3.000, 4.000, 6.000 e 8.000 Hz.
3.6.1 No caso de alteração detectada no teste pela via aérea, a audiometria deve ser feita, também, por via óssea, nas frequências de 500, 1.000, 2.000, 3.000 e 4.000 Hz, ou ainda segundo a avaliação do profissional responsável pela execução do exame.
3.6.2 Segundo a avaliação do profissional responsável, no momento da execução do exame, podem ser determinados os Limiares de Reconhecimento de Fala – LRF.
4. Periodicidade dos exames audiométricos
4.1 O exame audiométrico deve ser realizado, no mínimo:
a) na admissão;
b) anualmente, tendo como referência o exame da alínea "a" acima;
c) na demissão.
4.1.1 Na demissão pode ser aceito exame audiométrico realizado até 120 (cento e vinte) dias antes da data de finalização do contrato de trabalho.
4.2 O intervalo entre os exames audiométricos pode ser reduzido a critério do médico do trabalho responsável pelo PCMSO.
4.3 O empregado deve ser submetido a exame audiométrico de referência e a exames audiométricos sequenciais na forma descrita nos subitens seguintes.
4.3.1 Exame audiométrico de referência é aquele com o qual os exames sequenciais serão comparados e que deve ser realizado:
a) quando não houver um exame audiométrico de referência prévio;
b) quando algum exame audiométrico sequencial apresentar alteração significativa em relação ao exame de referência.

4.3.2 Exame audiométrico sequencial é aquele que será comparado ao exame de referência e se aplica a todo empregado que já possua um exame audiométrico de referência prévio.

5. Interpretação dos resultados dos exames audiométricos

5.1 São considerados dentro dos limites aceitáveis, para efeito deste Anexo, os casos cujos audiogramas mostram limiares auditivos menores ou iguais a 25 (vinte e cinco) dB (NA) em todas as frequências examinadas.

5.2 São considerados sugestivos de Perda Auditiva Induzida por Níveis de Pressão Sonora Elevados (PAINPSE) os casos cujos audiogramas, nas frequências de 3.000 e/ou 4.000 e/ou 6.000 Hz, apresentem limiares auditivos acima de 25 (vinte e cinco) dB (NA) e mais elevados do que nas outras frequências testadas, estando estas comprometidas ou não, tanto no teste da via aérea quanto da via óssea, em um ou em ambos os lados.

5.2.1 Não são consideradas alterações sugestivas de PAINPSE aquelas que não se enquadrem nos critérios definidos no item 5.2 acima.

5.3 São considerados sugestivos de desencadeamento de PAINPSE os casos em que os limiares auditivos em todas as frequências testadas no exame audiométrico de referência e no sequencial permaneçam menores ou iguais a 25 (vinte e cinco) dB (NA), mas a comparação do audiograma sequencial ao de referência mostra evolução que preencha um dos critérios abaixo:

a) a diferença entre as médias aritméticas dos limiares auditivos no grupo de frequências de 3.000, 4.000 e 6.000 Hz iguala ou ultrapassa 10 (dez) dB (NA);

b) a piora em pelo menos uma das frequências de 3.000, 4.000 ou 6.000 Hz iguala ou ultrapassa 15 (quinze) dB (NA).

5.3.1 São considerados também sugestivos de desencadeamento de PAINPSE os casos em que apenas o exame audiométrico de referência apresente limiares auditivos em todas as frequências testadas menores ou iguais a 25 (vinte e cinco) dB (NA), e a comparação do audiograma sequencial ao de referência preencha um dos critérios abaixo:

a) a diferença entre as médias aritméticas dos limiares auditivos no grupo de frequências de 3.000, 4.000 e 6.000 Hz iguala ou ultrapassa 10 (dez) dB (NA);

b) a piora em pelo menos uma das frequências de 3.000, 4.000 ou 6.000 Hz iguala ou ultrapassa 15 dB (NA).

5.4 São considerados sugestivos de agravamento da PAINPSE os casos já confirmados em exame audiométrico de referência e em que a comparação de exame audiométrico sequencial ao de referência mostra evolução que preenche um dos critérios abaixo:

a) a diferença entre as médias aritméticas dos limiares auditivos no grupo de frequências de 500, 1.000 e 2.000 Hz, ou no grupo de frequências de 3.000, 4.000 e 6.000 Hz iguala ou ultrapassa 10 (dez) dB (NA);

b) a piora em uma frequência isolada iguala ou ultrapassa 15 (quinze) dB (NA).

5.5 Para fins deste Anexo, o exame audiométrico de referência deve permanecer como tal até que algum dos exames audiométricos sequenciais demonstre desencadeamento ou agravamento de PAINPSE.

5.5.1 O exame audiométrico sequencial que venha a demonstrar desencadeamento ou agravamento de PAINPSE passará a ser, a partir de então, o novo exame audiométrico de referência.

6. O diagnóstico conclusivo, o diagnóstico diferencial e a definição da aptidão para a função ou atividade, na suspeita de PAINPSE, são atribuições do médico do trabalho responsável pelo PCMSO.

7. Devem ser motivo de especial atenção empregados expostos a substâncias ototóxicas e/ou vibração, de forma isolada ou simultânea à exposição a ruído potencialmente nocivo à audição.
8. A PAINPSE, por si só, não é indicativa de inaptidão para o trabalho, devendo-se levar em consideração na análise de cada caso, além do traçado audiométrico ou da evolução sequencial de exames audiométricos, os seguintes fatores:
a) a história clínica e ocupacional do empregado;
b) o resultado da otoscopia e de outros testes audiológicos complementares;
c) a idade do empregado;
d) os tempos de exposição pregressa e atual a níveis de pressão sonora elevados;
e) os níveis de pressão sonora a que o empregado estará, está ou esteve exposto no exercício do trabalho;
f) a demanda auditiva do trabalho ou da função;
g) a exposição não ocupacional a níveis de pressão sonora elevados;
h) a exposição ocupacional a outro(s) agente(s) de risco ao sistema auditivo;
i) a exposição não ocupacional a outro(s) agente(s) de risco ao sistema auditivo;
j) a capacitação profissional do empregado examinado;
k) os programas de conservação auditiva aos quais tem ou terá acesso o empregado.
9. Nos casos de desencadeamento ou agravamento de PAINPSE, conforme os critérios deste Anexo, o médico do trabalho responsável pelo PCMSO deve:
a) definir a aptidão do empregado para a função;
b) incluir o caso no Relatório Analítico do PCMSO;
c) participar da implantação, aprimoramento e controle de programas que visem à conservação auditiva e prevenção da progressão da perda auditiva do empregado acometido e de outros expostos a riscos ocupacionais à audição, levando-se em consideração, inclusive, a exposição à vibração e a agentes ototóxicos ocupacionais;
d) disponibilizar cópias dos exames audiométricos aos empregados.
10. Nos casos em que o exame audiométrico de referência demonstre alterações cuja evolução esteja em desacordo com os moldes definidos neste Anexo para PAINPSE, o médico do trabalho responsável pelo PCMSO deve:
a) verificar a possibilidade da presença concomitante de mais de um tipo de agressão ao sistema auditivo;
b) orientar e encaminhar o empregado para avaliação especializada;
c) definir sobre a aptidão do empregado para função;
d) participar da implantação e aprimoramento de programas que visem à conservação auditiva e prevenção da progressão da perda auditiva do empregado acometido e de outros expostos a riscos ocupacionais à audição, levando-se em consideração, inclusive, a exposição à vibração e a agentes ototóxicos ocupacionais;
e) disponibilizar cópias dos exames audiométricos aos empregados.

Temos que ter em mente que pessoas com perda auditiva congênita profunda trabalham, assim como pessoas cegas. E para isto existem leis que primeiramente obrigam as empresas a possuírem cotas de deficientes (Decreto 3298 modificado pelo Decreto 5296) e darem obrigatoriamente proteção auditiva.[5] E mais modernamente temos a Lei Complementar 142/2013 que reduz o tempo de aposentadoria proporcional ao grau de deficiência, como uma forma de compensar o esforço a mais despendido na execução de suas atividades laborais em virtude de sua deficiência. Assim aposentadoria por deficiência auditiva fica totalmente descartada neste contexto. A obtenção deste benefício deverá ser solicitada junto aos postos da Previdência e se negado recorrer para obtenção do mesmo junto à Justiça Federal.

Abaixo do Decreto 3.298 já atualizado na parte auditiva e transcrito de modo parcial. Este Decreto determina quando uma pessoa é deficiente auditivo ou não do ponto de vista legal. Certamente existem casos complexos que não se enquadravam na Lei, mas as pessoas eram deficientes auditivas e que terminaram na Justiça para dirimir estas dúvidas.

Como, por exemplo, cito duas situações. Tive uma paciente que fez concurso público para cota de deficiente auditivo. Ao fazer audiometria tonal, seus limiares tonais estavam acima do limite do Decreto, mas ela nada ouvia (entendia). Então solicitei um PEATE (Potencial Evocado Auditivo de Tronco Encefálico) com pesquisas dos limiares auditivos eletrofisiológicos e apresentavam respostas muito baixas evidenciando se tratar de uma lesão auditiva central. No entanto, embora se tratasse de um exame mais preciso, não existia provimento legal para uso de exame neste tipo de avaliação. Assim terminou numa discussão jurídica e ela conseguiu ser admitida como deficiente. Mais tarde com evolução de sua doença, também os limiares tonais baixaram muito. Outra situação que tive é de uma pessoa que possui todas as frequências elencadas pela lei abaixo de 40 dB e apenas uma frequência em uma orelha em 40 dB, que não atinge os limiares exigidos pela lei. Estes casos são difíceis e terminam para serem decididos na Justiça.

**Presidência da República
Casa Civil
Subchefia para Assuntos Jurídicos**

DECRETO Nº 3.298, DE 20 DE DEZEMBRO DE 1999.

> Regulamenta a Lei no 7.853, de 24 de outubro de 1989, dispõe sobre a Política Nacional para a Integração da Pessoa Portadora de Deficiência, consolida as normas de proteção, e dá outras providências.

O PRESIDENTE DA REPÚBLICA, no uso das atribuições que lhe confere o art. 84, incisos IV e VI, da Constituição, e tendo em vista o disposto na Lei nº 7.853, de 24 de outubro de 1989,

DECRETA:

CAPÍTULO I
Das Disposições Gerais

Art. 1º A Política Nacional para a Integração da Pessoa Portadora de Deficiência compreende o conjunto de orientações normativas que objetivam assegurar o pleno exercício dos direitos individuais e sociais das pessoas portadoras de deficiência.

Art. 2º Cabe aos órgãos e às entidades do Poder Público assegurar à pessoa portadora de deficiência o pleno exercício de seus direitos básicos, inclusive dos direitos à educação, à saúde, ao trabalho, ao desporto, ao turismo, ao lazer, à previdência social, à assistência social, ao transporte, à edificação pública, à habitação, à cultura, ao amparo à infância e à maternidade, e de outros que, decorrentes da Constituição e das leis, propiciem seu bem-estar pessoal, social e econômico.

Art. 3º Para os efeitos deste Decreto, considera-se:

I - deficiência - toda perda ou anormalidade de uma estrutura ou função psicológica, fisiológica ou anatômica que gere incapacidade para o desempenho de atividade, dentro do padrão considerado normal para o ser humano;

II - deficiência permanente - aquela que ocorreu ou se estabilizou durante um período de tempo suficiente para não permitir recuperação ou ter probabilidade de que se altere, apesar de novos tratamentos; e

III - incapacidade - uma redução efetiva e acentuada da capacidade de integração social, com necessidade de equipamentos, adaptações, meios ou recursos especiais para que a pessoa portadora de deficiência possa receber ou transmitir informações necessárias ao seu bem-estar pessoal e ao desempenho de função ou atividade a ser exercida.

Art. 4º É considerada pessoa portadora de deficiência a que se enquadra nas seguintes categorias:

I - ~~deficiência física - alteração completa ou parcial de um ou mais segmentos do corpo humano, acarretando o comprometimento da função física, apresentando-se sob a forma de paraplegia, paraparesia, monoplegia, monoparesia, tetraplegia, tetraparesia, triplegia, triparesia, hemiplegia, hemiparesia, amputação ou ausência de membro, paralisia cerebral, membros com deformidade congênita ou adquirida, exceto as deformidades estéticas e as que não produzam dificuldades para o desempenho de funções;~~

~~II – deficiência auditiva – perda parcial ou total das possibilidades auditivas sonoras, variando de graus e níveis na forma seguinte:~~
~~a) de 25 a 40 decibéis (dB) – surdez leve;~~
~~b) de 41 a 55 dB – surdez moderada;~~
~~c) de 56 a 70 dB – surdez acentuada;~~
~~d) de 71 a 90 dB – surdez severa;~~
~~e) acima de 91 dB – surdez profunda e~~
~~f) anacusia;~~
~~III – deficiência visual – acuidade visual igual ou menor que 20/200 no melhor olho, após a melhor correção, ou campo visual inferior a 20º (tabela de Snellen), ou ocorrência simultânea de ambas as situações;~~
I – deficiência física – alteração completa ou parcial de um ou mais segmentos do corpo humano, acarretando o comprometimento da função física, apresentando-se sob a forma de paraplegia, paraparesia, monoplegia, monoparesia, tetraplegia, tetraparesia, triplegia, triparesia, hemiplegia, hemiparesia, ostomia, amputação ou ausência de membro, paralisia cerebral, nanismo, membros com deformidade congênita ou adquirida, exceto as deformidades estéticas e as que não produzam dificuldades para o desempenho de funções; (Redação dada pelo Decreto nº 5.296, de 2004);
II – deficiência auditiva – perda bilateral, parcial ou total, de quarenta e um decibéis (dB) ou mais, aferida por audiograma nas frequências de 500 HZ, 1.000 HZ, 2.000 Hz e 3.000 Hz; (Redação dada pelo Decreto nº 5.296, de 2004);
III – deficiência visual – cegueira, na qual a acuidade visual é igual ou menor que 0,05 no melhor olho, com a melhor correção óptica; a baixa visão, que significa acuidade visual entre 0,3 e 0,05 no melhor olho, com a melhor correção óptica; os casos nos quais a somatória da medida do campo visual em ambos os olhos for igual ou menor que 60º; ou a ocorrência simultânea de quaisquer das condições anteriores; (Redação dada pelo Decreto nº 5.296, de 2004);
IV – deficiência mental – funcionamento intelectual significativamente inferior à média, com manifestação antes dos dezoito anos e limitações associadas a duas ou mais áreas de habilidades adaptativas, tais como:
a) comunicação;
b) cuidado pessoal;
c) habilidades sociais;
d) utilização da comunidade;
d) utilização dos recursos da comunidade; (Redação dada pelo Decreto nº 5.296, de 2004);
e) saúde e segurança;
f) habilidades acadêmicas;
g) lazer e
h) trabalho;
V – deficiência múltipla – associação de duas ou mais deficiências.

Aqui fica transcrita de modo parcial a Lei Complementar 142/2013, bem como o questionário para avaliação médica e funcional, a cargo de um médico e de uma assistente social.[6]

DIÁRIO OFICIAL DA UNIÃO

LEI COMPLEMENTAR Nº 142, DE 8 DE MAIO DE 2013

Regulamenta o § 1º do art. 201 da Constituição Federal, no tocante à aposentadoria da pessoa com deficiência segurada do Regime Geral de Previdência Social – RGPS.

A PRESIDENTA DA REPÚBLICA

Faço saber que o Congresso Nacional decreta e eu sanciono a seguinte Lei Complementar:
Art. 1º Esta Lei Complementar regulamenta a concessão de aposentadoria da pessoa com deficiência segurada do Regime Geral de Previdência Social – RGPS de que trata o § 1o do art. 201 da Constituição Federal.
Art. 2º Para o reconhecimento do direito à aposentadoria de que trata esta Lei Complementar, considera-se pessoa com deficiência aquela que tem impedimentos de longo prazo de natureza física, mental, intelectual ou sensorial, os quais, em interação com diversas barreiras, podem obstruir sua participação plena e efetiva na sociedade em igualdade de condições com as demais pessoas.
Art. 3º É assegurada a concessão de aposentadoria pelo RGPS ao segurado com deficiência, observadas as seguintes condições:
I – aos 25 (vinte e cinco) anos de tempo de contribuição, se homem, e 20 (vinte) anos, se mulher, no caso de segurado com deficiência grave;
II – aos 29 (vinte e nove) anos de tempo de contribuição, se homem, e 24 (vinte e quatro) anos, se mulher, no caso de segurado com deficiência moderada;
III – aos 33 (trinta e três) anos de tempo de contribuição, se homem, e 28 (vinte e oito) anos, se mulher, no caso de segurado com deficiência leve; ou
IV – aos 60 (sessenta) anos de idade, se homem, e 55 (cinquenta e cinco) anos de idade, se mulher, independentemente do grau de deficiência, desde que cumprido tempo mínimo de contribuição de 15 (quinze) anos e comprovada a existência de deficiência durante igual período.
Parágrafo único. Regulamento do Poder Executivo definirá a deficiência grave, moderada e leve para os fins desta Lei Complementar.
Art. 4º A avaliação da deficiência será médica e funcional, nos termos do Regulamento.
Art. 5º O grau de deficiência será atestado por perícia própria do Instituto Nacional do Seguro Social – INSS, por meio de instrumentos desenvolvidos para esse fim.
Art. 6o A contagem de tempo de contribuição na condição de segurado com deficiência será objeto de comprovação, exclusivamente, na forma desta Lei Complementar.
§ 1º A existência de deficiência anterior à data da vigência desta Lei Complementar deverá ser certificada, inclusive quanto ao seu grau, por ocasião da primeira avaliação, sendo obrigatória afixação da data provável do início da deficiência.
§ 2º A comprovação de tempo de contribuição na condição de segurado com deficiência em período anterior à entrada em vigor desta Lei Complementar não será admitida por meio de prova exclusivamente testemunhal.

PORTARIA INTERMINISTERIAL AGU/MRS/MF/SEDH/MP Nº 1 DE 27/01/2014

e) Considerando o quadro de deficiência da parte autora, analise o Sr. Perito o grau de independência do periciando em relação aos domínios abaixo relacionados, de acordo com a seguinte escala:

25	Não realiza a atividade ou é totalmente dependente de terceiros para realizá-la
50	Realiza a atividade com o auxílio de terceiros
75	Realiza a atividade de forma adaptada
100	Realiza a atividade de forma independente

Domínios e Atividades	Escala			
1. Domínio Sensorial	25	50	75	100
1.1 Observar				
1.2 Ouvir				
2. Domínio Comunicação	25	50	75	100
2.1 Comunicar-se / Recepção de mensagens				
2.2 Comunicar-se / Produção de mensagens				
2.3 Conversar				
2.4 Discutir				
2.5 Utilização de dispositivos de comunicação à distância				
3. Domínio Mobilidade	25	50	75	100
3.1 Mudar e manter a posição do corpo				
3.2 Alcançar, transportar e mover objetos				
3.3 Movimentos finos da mão				
3.4 Deslocar-se dentro de casa				
3.5 Deslocar-se dentro de edifícios que não a própria casa				
3.6 Deslocar-se fora de sua casa e de outros edifícios				
3.7 Utilizar transporte coletivo				
3.8 Utilizar transporte individual como passageiro				
4. Domínio Cuidados Pessoais	25	50	75	100
4.1 Lavar-se				

4.2 Cuidar de partes do corpo				
4.3 Regulação da micção				
4.4 Regulação da defecação				
4.5 Vestir-se				
4.6 Comer				
4.7 Beber				
4.8 Capacidade de identificar agravos à saúde				
5. Domínio Vida Doméstica	25	50	75	100
5.1 Preparar refeições tipo lanches				
5.2 Cozinhar				
5.3 Realizar tarefas domésticas				
5.4 Manutenção e uso apropriado de objetos pessoais e utensílios da casa				
5.5 Cuidar dos outros				
6. Domínio Educação, Trabalho e Vida Econômica	25	50	75	100
6.1 Educação				
6.2 Qualificação profissional				
6.3 Trabalho remunerado				
6.4 Fazer compras e contratar serviços				
6.5 Administração de recursos econômicos pessoais				
7. Domínio Socialização e Vida Comunitária	25	50	75	100
7.1 Regular o comportamento nas interações				
7.2 Interagir de acordo com as regras sociais				
7.3 Relacionamentos com estranhos				
7.4 Relacionamentos familiares e com pessoas familiares				
7.5 Relacionamentos íntimos				
7.6 Socialização				
7.7 Fazer as próprias escolhas				
7.8 Vida Política e Cidadania				

Ouvimos todos os dias e sabemos a dificuldade de inserção no mercado de trabalho de pessoas com deficiência por causa do baixo grau de instrução e falta de postos de trabalho gerada pela crise econômica. No entanto, estes fatos não poderão ser considerados na hora da avaliação do perito otorrinolaringologista, e sim caberá ao Juízo esta análise socioeconômica para uma tomada de decisão.

Outro fato que devemos atentar é que mais importante que o grau de perda auditiva do paciente e demanda auditiva da função do trabalhador. Assim um trabalhador, que exerça suas atividades junto a um torno (torneiro mecânico), poderá exercer mesmo apresentando perda auditiva profunda bilateral. Obviamente uma pessoa com deficiência auditiva mesmo moderada não poderá exercer atividade com grande demanda auditiva como recepcionista. Mas esta certamente, sendo consideradas suas limitações sociais, idade e grau de instrução, poderá ser readaptada em outra função.

Os limitadores são difíceis, mas citarei alguns exemplos adiante para orientação, sem hipótese alguma poderei esgotar este assunto, que deverá ser analisado com muito bom senso pelas pessoas responsáveis por esta função:

A) Trabalho com periculosidade (explosivos, arma de fogo e eletricidade), trabalhos em altura e/ou espaços confinados, o trabalhador deverá, obrigatoriamente, ter a audição normal bilateralmente em todas as frequências por causa do risco aumentado de vida no exercício destas atividades. Foge a esta regra os serviços militares que possuem legislação própria. Isto se baseia no fato de colocar a vida de uma pessoa sob risco é crime e passível de punição de acordo com o Código Penal,[7] abaixo transcrito.

> Artigo 132. Expor a vida ou a saúde de outrem a perigo direto ou iminente:
> Pena – detenção, de 3 (três) meses a 1 (um) ano, se o fato constitui crime mais grave.

B) Direção veicular – o motorista para atividade remunerada deverá possuir na média aritmética de 500, 1.000 e 2.000 Hz (Davis e Silverman, 1970) em pelo menos uma das orelhas igual ou inferior a 40 dB.[4] Será aceito uso de prótese auditiva, devendo constar em sua CNH (Carteira Nacional de Habilitação) uso obrigatório de prótese auditiva (Resolução 425 de 27/11/2012 do CONTRAN transcrita abaixo em parte).[8]

ANEXO III
AVALIAÇÃO OTORRINOLARINGOLÓGICA

1. Da avaliação auditiva:
1.1. a acuidade auditiva será avaliada submetendo-se o candidato à prova da voz coloquial, em ambas as orelhas simultaneamente, sem auxílio da leitura labial, em local silencioso, a uma distância de dois metros do examinador (Anexo IV);
1.2. no caso de reprovação neste exame, o examinador solicitará ao candidato a realização de audiometria tonal aérea;
1.3. a audiometria deverá ser realizada por médico ou fonoaudiólogo, conforme estabelecido nas Resoluções dos Conselhos Federais de Medicina e Fonoaudiologia, respectivamente;
1.4. os candidatos com média aritmética em decibéis (dB) nas frequências de 500, 1.000 e 2.000 Hz da via aérea (Davis & Silverman, 1970) na orelha melhor que apresentarem perda da acuidade auditiva inferior a 40 dB serão considerados aptos para a condução de veículo em qualquer categoria;
1.5. os candidatos que apresentarem perda da acuidade auditiva igual ou superior a 40 dB na orelha melhor serão considerados inaptos temporariamente, devendo ser encaminhados à avaliação complementar específica;
1.6. os candidatos que, após tratamento e/ou indicação do uso de prótese auditiva alcançarem na média aritmética nas frequências de 500, 1.000 e 2.000 Hz na via aérea da orelha melhor perda da acuidade auditiva inferior a 40 dB, serão considerados aptos para a condução de veículo em qualquer categoria. Esta média deverá ser comprovada por uma audiometria tonal aérea após tratamento ou audiometria em campo livre com uso de prótese auditiva no caso de sua indicação. Neste caso, deverá constar a observação médica: "Obrigatório o uso de prótese auditiva";
1.7. os candidatos que após tratamento e/ou indicação de prótese auditiva apresentarem perda da acuidade auditiva na média aritmética nas frequências de 500, 1.000 e 2.000 Hz na via aérea na orelha melhor igual ou superior a 40 dB somente poderão dirigir veículos automotores enquadrados na ACC e nas categorias A e B, com exame otoneurológico normal. Os veículos automotores dirigidos por estes candidatos não passíveis de correção deverão estar equipados com espelhos retrovisores nas laterais.
2. Da avaliação otoneurológica:
2.1. Caso o candidato responda positivamente à pergunta 03 do questionário do Anexo I, afirmando ser portador de tonturas e/ou vertigens, o examinador deverá solicitar um exame otoneurológico para avaliação da condição de segurança para direção veicular.

> **ANEXO IV**
> **PROCEDIMENTOS PARA A PROVA DA VOZ COLOQUIAL**
>
> 1. A prova deverá realizar-se em local silencioso, onde não haja interferência de ruído de tráfego e que tenha pouca reverberação, com o examinador situado a uma distância de dois metros do candidato, em ambas as orelhas simultaneamente.
> 2. O examinador deverá assegurar-se de que, durante esta prova, as palavras sejam pronunciadas com calma e volume constante.
> 3. O examinador não deverá inspirar profundamente antes de pronunciar cada palavra, pois, do contrário, correrá o risco de que cada início de emissão seja muito forte.
> 4. As melhores palavras para esta prova são as dissílabas, tais como casa, dama, tronco.
> 5. O examinador deverá assegurar-se de que o candidato não veja os seus lábios, pois, neste caso, os resultados poderão ser afetados pela sua capacidade de leitura labial.

C) Telefonia fixa (*headset*): deverá o trabalhador ter uma média de audição igual ou inferior a 40 dB bilateralmente, para conseguir entender o que foi transmitido via telefônica. A telefonia fixa moderna não prejudica a audição, logo não agravará seu quadro, mas a dificuldade de entender fará com que não consiga executar esta tarefa.

O trabalho mais antigo no nosso meio sobre este assunto foi a publicação de artigo científico feito há 23 anos pela Professora Dra. Rita de Cássia Mendes,[9] resultante de sua dissertação de mestrado e que na época me presenteou com um exemplar gentilmente, demonstrando não existir surdez ocupacional em telefonistas com idade entre 35 e 50 anos, com mais de 10 anos de utilização de monofone THS-1000 IBCT, numa jornada de 6 horas de trabalho. Após todo este tempo cada vez mais os fones se tornaram mais seguros, e dezenas de trabalhos sobre o assunto se sucederam. E ainda ocorrem processos trabalhistas querendo atribuir as perdas auditivas de telefonistas a uso do monofone ou telefone. Infelizmente pouco serão os juristas que lerão esta obra.

A condição audiológica terá de ser de modo bilateral, logo uma orelha com audição normal e outra com perda profunda impedirão o exercício desta atividade, pois a Norma Regulamentadora 17 Anexo II determina a possibilidade de alternância do uso das orelhas durante a sua jornada de trabalho.[10]

> **NORMA REGULAMENTADORA Nº 17**
> **ANEXO II**
> **TRABALHO EM TELEATENDIMENTO/TELEMARKETING**
>
> Publicação D.O.U.
> Portaria SIT n.º 09, 30 de março de 2007 02/04/07
>
> 3. EQUIPAMENTOS DOS POSTOS DE TRABALHO
> 3.1. Devem ser fornecidos gratuitamente conjuntos de microfone e fone de ouvidos (*headsets*) individuais, que permitam ao operador a alternância do uso das orelhas ao longo da jornada de trabalho e que sejam substituídos sempre que apresentarem defeitos ou desgaste decorrente do uso.

Quanto ao ruído merece uma atenção especial.
O nível máximo de exposição está previsto no Anexo 1 da Norma Regulamentadora 15,[10] segundo quadro a seguir.

NR 15 – ATIVIDADES E OPERAÇÕES INSALUBRES
ANEXO Nº 1
LIMITES DE TOLERÂNCIA PARA RUÍDO CONTÍNUO OU INTERMITENTE

Nível de ruído dB (A)	Máxima exposição diária PERMISSÍVEL
85	8 horas
86	7 horas
87	6 horas
88	5 horas
89	4 horas e 30 minutos
90	4 horas
91	3 horas e trinta minutos
92	3 horas
93	2 horas e 40 minutos
94	2 horas e 15 minutos
95	2 horas
96	1 hora e 45 minutos
98	1 hora e 15 minutos
100	1 hora
102	45 minutos
104	35 minutos
105	30 minutos
106	25 minutos
108	20 minutos
110	15 minutos
112	10 minutos
114	8 minutos
115	7 minutos

Qualquer trabalhador com ou sem perda de audição poderá trabalhar acima destes limites desde que com proteção auditiva efetiva, ou seja, uso de EPI – equipamento de proteção individual. Dispomos de vários tipos, sendo os mais conhecidos os tipos plugue de inserção e concha. Não existem trabalhos científicos comprovando que perda auditiva prévia predisporia a mais agravo do que trabalhadores com audição normal. Isto é citado no Boletim nº 1 do Comitê Nacional de Ruído e Conservação Auditiva.[11]

Comitê Nacional de Ruído e Conservação Auditiva
Boletim nº 1
PERDA AUDITIVA INDUZIDA PELO RUÍDO RELACIONADA COM O TRABALHO

O Comitê Nacional de Ruído e Conservação Auditiva, órgão interdisciplinar composto por membros indicados pela Associação Nacional de Medicina do Trabalho (ANAMT) e pelas Sociedades Brasileiras de Acústica (SOBRAC), Fonoaudiologia (SBFa), Otologia (SBO) e Otorrinolaringologia (SBORL) definiu e caracterizou a perda auditiva induzida pelo ruído (PAIR) relacionada com o trabalho, com o objetivo de apresentar o posicionamento oficial da comunidade científica brasileira sobre o assunto.

Definição
A perda auditiva induzida pelo ruído relacionada com o trabalho, diferentemente do trauma acústico, é uma diminuição gradual da acuidade auditiva, decorrente da exposição continuada a elevados níveis de pressão sonora.

Características Principais
9. A PAIR relacionada com o trabalho não torna o ouvido mais sensível a futuras exposições.

Recentemente foi descoberto o gene associado da PAIR (Perda Auditiva Induzida pelo Ruído), denominado de Nox3,[12] no entanto, a relação deste gene com tempo de exposição a ruído em humanos ainda não foi determinada.

Estudo de associação ampla do genoma identifica Nox3 como um gene crítico para a suscetibilidade à perda auditiva induzida por ruído

A perda auditiva induzida por ruído (PAIR) é a doença relacionada com o trabalho mais comum no mundo e a segunda causa de perda auditiva. Embora vários estudos candidatos à associação de genes para PAIR em humanos tenham sido realizados, cada um deles tem pouca potência, não é replicado e representa apenas uma fração do risco genético. Impulsionados pelas perspectivas e sucessos dos estudos de associação humana, vários grupos propuseram estudos de associação em todo o genoma do camundongo. O ambiente pode ser cuidadosamente controlado, facilitando o estudo de características complexas, como a PAIR. Neste manuscrito, descrevemos, pela primeira vez, uma análise de associação à correção da estrutura populacional para o mapeamento de vários locais de suscetibilidade à PAIR em linhagens consanguíneas de camundongos. Identificamos Nox3 como o gene associado à suscetibilidade à PAIR, sendo a suscetibilidade genética específica de frequência e ocorre no nível da fita sináptica coclear.

As ressalvas foram feitas pelo Comitê Nacional de Ruído e Conservação Auditiva, no Boletim n° 3, não como contraindicação, e sim como baixo e alto riscos.[13]

Comitê Nacional de Ruído e Conservação Auditiva
Boletim n° 3

CONDUTAS NA PERDA AUDITIVA INDUZIDA PELO RUÍDO

Relativas ao exame audiométrico admissional
Na presença de exames anteriores:
1. Considerar de baixo risco a admissão do trabalhador portador de PAIR com limiares auditivos comprovadamente estabilizados, sem sintomatologia clínica.
2. Considerar de alto risco a admissão do trabalhador para postos ou ambientes de trabalho ruidosos se ele apresentar progressão dos limiares auditivos, segundo critérios definidos no Boletim n.° 2 deste Comitê.

Na presença ou ausência de exames anteriores:
1. Considerar de alto risco a admissão do trabalhador para postos ou ambientes de trabalho ruidosos quando este apresentar anacusia unilateral, mesmo que a audição contralateral esteja normal;
2. Considerar de alto risco a admissão do trabalhador com perda auditiva neurossensorial causada por agente etiológico que não o ruído que comprometa as frequências de 2.000 e/ou 1.000 e/ou 500 Hertz;
3. Considerar de alto risco a admissão do trabalhador com PAIR em empresas nas quais não esteja implantado um Programa de Conservação Auditiva (PCA).

Solicitar afastamento de ruído, troca de função, uso de duplo EPI etc., não cabe ao otorrinolaringologista, e sim ao médico do trabalho.

CONCLUSÃO

A admissão de todo o trabalhador sempre ficará a cargo do médico de trabalho. Ao otorrinolaringologista caberá orientação para exposição de trabalhadores autônomos e ruídos não ocupacionais.

OTITE E O TRABALHO

CAPÍTULO 5

As otites externas e médias podem estar relacionadas com o trabalho ou não. No caso de haver suspeita de ocorrer esta relação fica valendo o descrito no capítulo de Nexo Causal. Ao otorrinolaringologista caberá apenas o tratamento e informação ao médico do trabalho se for o caso de prevenção ou contraindicação de uso de EPI auditivo.

Outro tópico importante é o tempo de afastamento de suas atividades, quando com esta doença. Não podemos dar igual tratamento a um auxiliar administrativo comparado a um aeronauta ou a um mergulhador profissional, razão pela qual se torna imprescindível conhecermos a atividade de nossos pacientes.

A medicina do trabalho considera trabalho em altura acima de 2 metros do nível do solo,[14] mas para otorrinolaringologistas nos interessa quando existe variação de pressão atmosférica ambiental. Isto poderá ocorrer inclusive ao nível do solo se ocorrer esta alteração, por exemplo, num trabalho dentro de uma câmara hiperbárica.

Os trabalhos em altura (aviação) ou em profundidade (mergulhadores profissionais) exigem uma função tubária adequada para equilíbrio das pressões intratimpânicas, logo expor estes ouvidos sem uma comprovação de boa permeabilidade tubária poderíamos colocar em risco todo sistema tímpano-ossicular. Assim liberação para retorno ao trabalho somente poderá ocorrer após comprovação de tuba permeável com uma manobra de Valsalva positiva ou, na dúvida, com uma timpanometria normal (Curva A da classificação de Jerger). É extremamente comum pessoas com processos virais viajarem de avião e apresentarem otite serosa e/ou hemotímpano em consequência destas viagens. Estes casos geram uma série de controvérsias sobre se a viagem for a trabalho seria ou não doença do trabalho. Modernamente com a nova legislação trabalhista foi extinto acidentes de trajetos (descolamento ida e volta ao trabalho). Logo devemos sempre na função de otorrinolaringologista orientar sobre o risco de viajar nestas condições. Assim é recomendável inclusive, se necessário, colocar por escrito ao seu trabalho a contraindicação para a viagem. E assim ao assumir o risco a empresa assume também a responsabilidade do dano.

Nas otites externas devemos aumentar o tempo de afastamento do serviço a trabalhadores expostos ao sol ou intempéries (frio e chuva), bem como trabalhadores que lidem com água (lavadores, serventes de obra etc.) e trabalhadores que sejam obrigados ao uso de EPI auditivo. Não podemos esgotar todos os tipos de atividades, logo ficará a cargo do bom senso de cada um a análise de cada atividade.

As otites internas no ponto de vista ocupacional estão relacionadas com substâncias ototóxicas e são extremamente complexas e de difícil diagnóstico. O nexo causal é praticamente restrito a estudos de casos epidemiológicos e sob responsabilidade da medicina do trabalho. As lesões da orelha interna são mais bem avaliadas com provas audiológicas que comtemplem a audição central, como: LRF (Limiar de Recepção de Fala) e IPRF (Índice Percentual de Recepção de Fala). As empresas do ramo químico preocupadas com esta possibilidade já adotam o exame de LRF como rotina na avaliação audiológica de seu trabalhador.

FARINGOTONSILITES E O TRABALHO

CAPÍTULO 6

As faringotonsilites, quer sejam virais ou bacterianas, deverão sempre ter atenção especial e maior tempo de afastamento em pessoas que trabalhem com alimentos (empregadas domésticas, bares, restaurantes etc.), pessoas que lidem com doentes (profissionais da saúde) e idosos (cuidadores e clínicas geriátricas), com público, como professores, pelo aumentado risco de contaminação.

Também devemos aumentar o tempo de afastamento do serviço a trabalhadores expostos ao sol ou intempéries (frio e chuva), pelo risco de agravo da mesma ou retardo no processo de cura.

Poderei ser criticado por falar em aumentar o tempo, mas não esclarecer que tempo este a ser aumentado ou diminuído. Segundo especialistas, a duração média de uma virose é de três a cinco dias, mas teremos que, na anamnese, determinar há quanto tempo já está instalada esta doença. E sempre ter em mente que cada pessoa reage diferente a uma virose. Após cinco dias sem melhora é aconselhado revisão com seu médico. Na pandemia por Coronavírus são recomendados 14 dias.

LABIRINTITES E O TRABALHO

CAPÍTULO 7

As labirintites são doenças extremamente complicadas do ponto de vista ocupacional, pois não podemos prever a frequência, duração ou a intensidade das crises. Não temos nenhum exame que nos assegure que o paciente está livre de possibilidade de uma crise, e a recuperação nestes processos pode ser lenta. Assegurar também que nunca haverá possibilidade de cura é temeridade. Em geral este tipo de doença termina em auxílio por doença previdenciária temporária, com períodos que variam de seis meses a dois anos, que pode ou não chegar a uma invalidez permanente.

Nestes casos, pelo risco aumentado de quedas e acidentes pessoais, o paciente sempre acaba ganhando um período máximo de afastamento de 15 dias do médico do trabalho da empresa e, após, sendo encaminhado à perícia do INSS, se for celetista, ou à biometria do seu Estado ou Município, se for funcionário público.

Após será avaliado por médicos peritos da Previdência ou da Biometria, que em geral não são especialistas nesta área específica e, ao observarem o examinando fora da crise aguda labiríntica, tendem a concluir que nada apresenta da doença reclamada. Estes empregados acabam perdendo o benefício e com medo de acidentes de trabalho cuja toda a responsabilidade cairá sobre a empresa, os médicos do trabalho não aceitam seu retorno, o que gera inúmeras demandas judiciais.

Logo o perito judicial federal previdenciário fica num impasse se considera sem incapacidade ou não. Os laudos periciais precisam ser embasados em exame, solicitar, assim, uma vectoeletronistagmografia. Se este exame se mostrar alterado, mesmo sem observar a crise aguda, forneça incapacidade temporária para qualquer tipo de atividade por um período de um a dois anos, na esperança que ocorra compensação labiríntica com remissão das crises por meio de tratamentos medicamentosos específicos utilizados.

Simulações nesta área são frequentes e complicam mais ainda este quadro, uma vez que não temos exames que nos assegurem com 100% de precisão como se encontra a doença. Esta situação ocorre no Brasil e em todos os países, e especialistas sugerem a eletrococleografia e o Vemp como métodos que auxiliam a comprovação da doença. É importante lembrar que mesmo um exame vestibular normal pode não afastar a possibilidade da doença e ainda podemos ser confundidos com doença do Pânico que entra no diagnóstico diferencial destas labirintites.

A única restrição legal que encontramos na legislação é que é vetada a direção veicular em qualquer categoria a pessoas com tonturas por Resolução do CONTRAN,[8] sendo liberada somente após avaliação com especialista.

Resolução CONTRAN Nº 425 DE 27/11/2012

Publicado no DOU em 10 dez 2012

ANEXO I
QUESTIONÁRIO

1) Você toma algum remédio, faz algum tratamento de saúde?
SIM ( )   NÃO ( )

2) Você tem alguma deficiência física?
SIM ( )   NÃO ( )

3) Você já sofreu de tonturas, desmaios, convulsões ou vertigens?
SIM ( )   NÃO ( )

4) Você já necessitou de tratamento psiquiátrico?
SIM ( )   NÃO ( )

5) Você tem diabetes, epilepsia, doença cardíaca, neurológica, pulmonar ou outras?
SIM ( )   NÃO ( )

6) Você já foi operado?
SIM ( )   NÃO ( )

7) Você faz uso de drogas ilícitas?
SIM ( )   NÃO ( )

8) Você já sofreu acidente de trânsito?
SIM ( )   NÃO ( )

9) Você exerce atividade remunerada como condutor?
SIM ( )   NÃO ( )

Obs.: Constitui crime previsto no art. 299, do Código Penal Brasileiro, prestar declaração falsa com o fim de criar obrigação ou alterar a verdade sobre fato juridicamente relevante. Pena: reclusão de um a três anos e multa.

_____
Local e data

_____
Assinatura do candidato sob pena de responsabilidade

Observações Médicas:
_____
Assinatura do Médico Perito ou Especialista em Medicina de Tráfego responsável

A ANAMT (Associação Nacional de Medicina do Trabalho) em uma de suas diretrizes de avaliação de trabalhadores em altura, em 2004,[15] coloca avaliação do labirinto como ponto imprescindível de avaliação nestes casos, mas relata ser complexo e sugere alguns exames, deixando a critério dos médicos coordenadores.

TRABALHO EM ALTURA

ANAMT – Sugestão de conduta médico-administrativa – CSMA N° 01/2004

O trabalhador em altura deve ser submetido a cuidadoso exame clínico:
Anamnese e exame físico voltados às patologias que poderão originar mal súbito e queda de altura.
Nenhum exame complementar, apesar de útil e muitas vezes indispensável, inclusive EEG, ECG, eritrograma e glicemia de jejum, substitui o exame clínico.
Fatores que podem contribuir para quedas de planos elevados;

Falta de boas condições físicas e psíquicas:
- Epilepsia,
- Vertigem,
- Tontura,
- Labirintite,
- Desmaios,
- Distúrbios do equilíbrio e movimentação.

Distúrbios cardiovasculares:
- Arritmias cardíacas HAS,
- Otoneurológicos,
- Psicológicos - principalmente a ansiedade e fobia de altura (acrofobia),
- Obesidade.

Fatores circunstanciais:
- Consumo de bebida alcoólica em trabalhador hígido,
- Alimentação inadequada,
- Noites mal dormidas,
- Uso de medicamentos que atuam sobre o SNC.

Exames complementares:
Questão complexa e polêmica!
Não consta na legislação trabalhista a obrigatoriedade de qualquer tipo de exame específico para trabalho em altura.

Exames que podem ser solicitados conforme protocolo próprio da empresa ou de acordo com o entendimento médico:
- EEG,
- ECG,
- Hemograma (eritrograma),
- Glicemia de jejum,
- Teste de visão,
- Gama GT.

Fonte: ANAMT

> **DIRETRIZ TÉCNICA DA ANAMT**
> **DT nº 01/2015**
> *Epilepsia e Trabalho: Rastreamento*
> *Versão: 28/09/2015*
>
> **3. CONCLUSÕES**
>
> A utilização do EEG para rastreamento em trabalhadores assintomáticos, como ocorre na prática atual da Medicina do Trabalho no Brasil, apresenta limitações que prejudicam sua utilização devido à baixa sensibilidade, ao elevado número de falsos positivos e ao desvio de recursos financeiros de outras áreas mais prioritárias. Dessa forma, conclui-se com a **não recomendação do EEG, com ou sem foto estimulação, para rastreamento de epilepsia na prática da Medicina do Trabalho.** Em relação ao questionário da OMS para rastreamento de epilepsia, apesar de apresentar qualidades técnico-cientificas para rastreamento, as limitações levantadas na análise dos estudos determinou pela não recomendação para aplicação sistemática do questionário da OMS, ou seja, sem discriminação de critérios da população a ser aplicado, na prática da Medicina do Trabalho. Nesse sentido, sugere-se o incentivo de estudos, com maior poder estatístico, utilizando o questionário da OMS aplicado na Medicina do Trabalho a fim de determinar, com maior segurança, o impacto da aplicabilidade do questionário para o acesso seguro ao trabalho para funcionários e empresas.

Em relação à legislação brasileira também nada específica sobre este assunto. A Normal Regulamentadora nº 35 também deixa a critério dos médicos coordenadores.

> **NR 35 – TRABALHO EM ALTURA**
>
> Publicação D.O.U.
> Portaria SIT n.º 313, de 23 de março de 2012 27/03/12
> Alterações/Atualizações D.O.U.
> Portaria MTE n.º 593, de 28 de abril de 2014 30/04/14
> Portaria MTE n.º 1.471, de 24 de setembro de 2014 25/09/14
> Portaria Mtb n.º 1.113, de 21 de setembro de 2016 22/09/16
> Portaria SEPRT n.º 915, de 30 de julho de 2019 31/07/19
>
> 35.4.1.2 Cabe ao empregador avaliar o estado de saúde dos trabalhadores que exercem atividades em altura, garantindo que:
> a) os exames e a sistemática de avaliação sejam partes integrantes do Programa de Controle Médico de Saúde Ocupacional - PCMSO, devendo estar nele consignados;
> b) a avaliação seja efetuada periodicamente, considerando os riscos envolvidos em cada situação;
> c) seja realizado exame médico voltado às patologias que poderão originar mal súbito e queda de altura, considerando também os fatores psicossociais.

Uma vez uma empresa em que trabalhei pediu que sugerisse alguma medida para aumentar a segurança dos trabalhos em altura, claro que, além da anamnese, exame físico e exames complementares já realizados nos exames médicos admissionais e periódicos, sugeri uma conduta antes do início das atividades que duraria dois minutos.

1º Preencher uma ficha que denominei de PTAL (permissão para trabalho em altura) (Quadro 7-1).

Quadro 7-1. Modelo de PTAL – Permissão para Trabalho em Altura

NOME:		RE:	DATA	LOCAL
PTAL – Permissão para Trabalho em Altura		SIM	NÃO	QUAL
1	Tomou café da manhã			
2	Usou alguma subst. química recente			
3	Tonturas, dor, diarreia ou mal-estar			
4	Treinamento com EPI de altura			
5	Dormiu 6 horas ontem			
6	Julga-se em condições de subir			
CONDIÇÕES				
Obs.: Proibido uso de celular, rádio e *pager*				
Óculos somente com cordão de segurança				
ASSINATURA			Trabalhador	Resp.

2º Medição da pressão arterial, com medidor de pulso não necessitando pessoal especializado.

3º Teste da sobriedade de campo. É um teste validado pela Administração Nacional de Segurança no Trânsito dos Estados Unidos da América (NHTSA) muito usado pela polícia rodoviária naquele país, quando existe suspeita de uso de drogas na direção veicular.

Consiste-se em caminhar 1,5 m em cima de linha reta para frente e voltar para trás respondendo algumas perguntas quaisquer.

> Segundo o NHTSA, um suspeito não "passa" ou "falha" em um *teste de sobriedade*, mas a polícia determina se "pistas" são observadas durante o teste.[17][9] No entanto, parte da literatura ainda incluirá comentários de que um suspeito "falha" em um ou mais desses testes.[17]
> Os três testes validados pelo NHTSA são:
> - O Teste de Nistagmo, que envolve seguir um objeto com os olhos (como uma caneta) para determinar a reação característica do movimento ocular.[18]
> - O Teste Walk-and-Turn. Este teste foi desenvolvido para medir a capacidade de uma pessoa de seguir instruções e lembrar de uma série de etapas, enquanto divide a atenção entre tarefas físicas e mentais.
> - O Teste One-Leg-Stand, Teste de Equilíbrio Estático
> **Fonte**: https://pt.wikipedia.org/wiki/Teste_de_sobriedade_de_campo#cite_note-18

Como venceu meu contrato com a empresa não fiquei sabendo do resultado.

Observei nos processos federais de pessoas com labirintites crônicas que estavam afastadas ou mesmo aposentadas por este motivo há muitos anos, que, após receberam alta para processos revisionais, seu exame labiríntico atual estava normal, evidenciando que ocorreu compensação labiríntica após muitos anos de tratamento. Este fato se encontra descrito na literatura médica.

RINOSSINUSITE E O TRABALHO

CAPÍTULO 8

Neste tipo de doença no ponto de vista ocupacional temos que separar as alérgicas das virais ou bacterianas.

As rinossinusites alérgicas, embora de causa genética, poderão ter sua sintomatologia desencadeada ou exacerbada por exposição a poeiras, produtos químicos, como tintas ou fumos metálicos (soldas), mesmo assim não estamos habilitados a diagnosticar como uma rinossinusite ocupacional por desconhecermos seu ambiente de trabalho, ou mesmo o tipo de proteção (máscara) que utiliza na execução de suas atividades. Podemos apenas recomendar que tivesse cuidados neste sentido e se tivermos convicção da relação desta com o trabalho comunicar ao médico do trabalho, para suas devidas providências.

Muitos otorrinolaringologistas desconhecem ou mesmo não aceitam a existência de rinites ocupacionais, uma vez que poucos trabalhos existem neste sentido.

Bernardino Ramazzini em seu livro escrito, em 1700, já relatava que os "cavouqueiros" (mineiros) apresentavam dispneia como queixa principal.[1] Numa aula que proferi num congresso em anos anteriores, falei aos colegas ouvintes que mostraria um caso da literatura de comprovadamente ser rinite ocupacional, e inclusive, o seu portador já estava sofrendo *bullying* ocupacional com apelido decorrente deste fato. E mostrei nada menos que a fotografia do "Atchim" (personagem do Walt Disney Produções) que era mineiro, logo trabalhava em poeiras, não usava proteção facial e tinha seu nariz avermelhado e intumescido como os demais anões característicos das rinites, muito bem caracterizado por esta famosa empresa de entretenimento americana.

Nas rinossinusites bacterianas ou virais devemos nos preocupar com pessoas que trabalhem no ramo alimentício que sem uso de máscara adequada a esta situação poderia gerar contaminação de alimentos e com trabalhadores expostos a intempéries.

Como perito judicial fica muito difícil o estabelecimento do nexo causal. Recordo-me de um caso que fui perito que a pessoa trabalhava com tintas e com proteção facial. Ela conseguiu demonstrar por meio de provas documentais o aumento das crises de rinite e asma após começar nesta atividade. Trouxe vários boletins e receitas com datas após sua admissão e inclusive segundo ela foi obrigada a se demitir deste trabalho. Teste de provocação não tem sido utilizado em nosso meio e assim não tenho experiência neste assunto.

ANOSMIA E PERFURAÇÃO SEPTAL

Vários processos comigo e colegas têm tido nesta área. Trabalhadores reclamam de perda de olfato em decorrência de trabalho com exposição a produtos químicos. Seus procuradores anexam documentos mostrando o potencial risco ao trabalhador com manipulação destes produtos químicos, e os otorrinolaringologistas ficam na dúvida se existe nexo causal ou é simplesmente simulação.

Estamos começando a usar o UPSIT, mas ainda não tenho experiência com este teste, e seu valor impede o uso rotineiro em perícias que estão sob AJG (Assistência Jurídica Gratuita). Temos apenas feito estudo de revisão bibliográfica e alguns testes básicos de exposição a odores clássicos, como café.

A perfuração septal está relacionada com trabalho com cromo. Mas temos que ter cuidados, pois existem outras causas de perfuração septal que deverão ser descartadas no diagnóstico diferencial.

DISFONIA E O TRABALHO

CAPÍTULO 10

Este capítulo é de extrema importância, por causa da abrangência de pessoas que exercem atividades com uso vocal, como instrumento de trabalho, como exemplo: professores, locutores, telefonistas, teleoperadoras, artistas, cantores, pregadores, políticos, recepcionistas etc. Na realidade na maior parte das atividades possuem algum grau de demanda vocal.

Foi instituído pelas Sociedades Científicas que atendem esta área do conhecimento um Comitê de Voz Ocupacional e este produziu dois documentos, que é de pouco conhecimento dos otorrinolaringologistas. Nestes documentos é atribuído um nome a esta doença, foi chamada de DVRT (Doença Vocal Relacionada com o Trabalho), uma vez que anteriormente possuía várias denominações que não atendiam plenamente a este fato, como disfonia ocupacional, doença dos professores, doença dos cantores etc.

Descrito a seguir.[16]

Boletim COMVOZ nº 1

O COMITÊ BRASILEIRO MULTIDISCIPLINAR DE VOZ OCUPACIONAL, órgão interdisciplinar composto por membros pela Academia Brasileira de Laringologia e Voz (ABLV), Associação Brasileira de Otorrinolaringologia e Cirurgia Cervicofacial (ABORL-CCF), Associação Nacional de Medicina do Trabalho (ANAMT) e Sociedade Brasileira de Fonoaudiologia (SBFa), dando continuidade às discussões sobre o distúrbio de voz relacionado com o trabalho, resolveu divulgar considerações e conceitos a respeito do assunto, com o objetivo de apresentar o posicionamento oficial da comunidade científica brasileira.

CONSIDERANDO que,
1 – na sociedade atual, aproximadamente um terço das profissões tem a voz como ferramenta básica de trabalho, ou seja, considerável parcela dos nossos trabalhadores é composta por usuários vocais ocupacionais, e que se incluem nesta categoria, professores, cantores, atores, operadores de teleserviços, religiosos, políticos, secretárias, advogados, profissionais de saúde, vendedores entre outros;

2 – essas ocupações apresentam grande demanda vocal, com a combinação de uso prolongado da voz e fatores inapropriados do ambiente, como ruído de fundo, acústica ambiental e qualidade do ar inapropriadas, e da organização do trabalho, ou seja, aspectos referentes à forma, condições e à intensidade com que o trabalho é executado;
3 – tal combinação de fatores contribui para elevar a prevalência de queixas vocais nessa comunidade em relação à população em geral e tem gerado situações de afastamento do trabalho e incapacidade para o desempenho adequado das funções que tenham a voz como ferramenta básica de trabalho, o que implica em altos custos financeiros e sociais;
4 – tais fatores podem ser categorizados como sendo
a. de natureza não ocupacional: os principais fatores de risco biológicos da voz são alterações advindas com a idade, alergias respiratórias, doenças de vias aéreas superiores, influências hormonais, medicações, etilismo, tabagismo, falta de hidratação, refluxo gastroesofágico. Outros aspectos individuais, como técnica vocal inapropriada ou realização de atividades extras (de lazer, ou dupla jornada) com alta demanda vocal, podem contribuir para o desenvolvimento do distúrbio de voz.
b. de natureza ocupacional:
i. do ambiente de trabalho
1. Riscos físicos: nível de pressão sonora elevado; mudança brusca de temperatura, ventilação do ambiente inadequada, presença de ar condicionado ambiente, distância interfalantes.
2. Riscos químicos: exposição a produtos químicos; presença de poeira e/ou fumaça no local de trabalho;
3. Riscos ergonômicos: falta de planejamento em relação ao mobiliário; recursos materiais; acústica do ambiente; falta de água potável e banheiros de fácil acesso.
4. Riscos biológicos: fungos, vírus e bactérias.
ii. da natureza de organização do processo de trabalho: jornada de trabalho prolongada; sobrecarga, acúmulo de atividades ou de funções; demanda vocal excessiva; ausência de pausas e de locais de descanso durante a jornada; falta de autonomia; ritmo de trabalho estressante; trabalho sob forte pressão; insatisfação com o trabalho e/ou com a remuneração
5 – o distúrbio de voz pode ser desencadeado ou exacerbado pela demanda vocal ocupacional, e, portanto, faz-se necessário estabelecer a relação com o exercício da função ou atividade.

DECIDIU EMITIR OS SEGUINTES CONCEITOS
1 – A definição de voz normal é complexa, existindo uma variabilidade na produção da mesma. Não existe um consenso sobre seu conceito, assim como não há padrões nem limites definidos do que é considerado normal e a partir de qual momento pode-se dizer que o indivíduo apresenta disfonia.
2 – Disfonia vem a ser qualquer dificuldade na emissão vocal que impeça ou dificulte a produção natural da voz, causando prejuízo ao indivíduo. As disfonias são divididas em três grandes categorias etiológicas:
a. disfonia orgânica: independe do uso vocal, podendo ser causada por diversos processos, com consequência direta sobre a voz. Por ex.: alterações vocais por neoplasias da laringe, doenças neurológicas, inflamações ou infecções agudas relacionadas com gripes, laringites e faringites.

b. disfonia funcional: é uma alteração vocal decorrente do próprio uso da voz, ou seja, um distúrbio do comportamento vocal. Pode ter como etiologia o uso incorreto da voz, inadaptações vocais e alterações psicogênicas, que podem atuar de modo isolado ou concomitantemente.
c. disfonia organofuncional: é uma lesão estrutural benigna secundária ao comportamento vocal inadequado ou alterado. Geralmente, é uma disfonia funcional não tratada, ou seja, por diversas circunstâncias a sobrecarga do aparelho fonador acarreta uma lesão histológica benigna das pregas vocais.
3 – A disfonia é considerada um sintoma, e não uma doença, ou seja, é uma manifestação que compõe o quadro de distúrbio de voz. Em razão da complexa discussão do termo normalidade e possíveis desvios desta, o termo "voz adaptada" pode ser utilizada para definir a produção vocal de qualidade aceitável socialmente, com boa inteligibilidade da fala, que permite o desenvolvimento profissional do indivíduo, com frequência, intensidade, modulação e projeção apropriadas para o sexo e idade do falante, além de transmitir a mensagem emocional do discurso. Este termo é apropriado quando se trata de voz ocupacional em que a qualidade vocal e a demanda dependem da atividade profissional desempenhada. Estes conceitos podem ser revistos de acordo com os avanços técnico-científicos.

Referências Bibliográficas
1. Consenso Nacional sobre Voz Profissional, 2004
2. BELHAU M, PONTES P. Avaliação e Tratamento das Disfonias. SP: Ed. Lovise. 1995.

São Paulo, 11 de setembro de 2010.

ABORL
Alberto Alencar Nudelmann – RS
Sérgio Garbi – SP

SBLV – Sociedade Brasileira de Laringologia e Voz
Geraldo D Santana – RS
Marcos Sarvat - RJ

ANAMT – Associação Nacional de Medicina do Trabalho
João Alberto Maeso Montes – RS
Mara Gândara- SP
Osny de Melo Martins – PR

SBFa – Sociedade Brasileira de Fonoaudiologia
Juliana Algodoal - SP
Leslie Picollotto Ferreira – SP
Mara Behlau – SP

Suplentes
Adriana Chiya -SP
Célia Kadow – SP
Isabelle Pereira Soares – RN

Conselho Consultivo
Everardo Andrade da Costa – SP
Raul Nielsen Ibañez - RS
Sílvia Pinho – SP
Tatiana Della Giustina – RS

Boletim COMVOZ Nº 2
Padronização da Avaliação da Voz Ocupacional

O COMITÊ BRASILEIRO MULTIDISCIPLINAR DE VOZ OCUPACIONAL, órgão interdisciplinar composto por membros indicados pela Associação Nacional de Medicina do Trabalho (ANAMT), Associação Brasileira de Otorrinolaringologia e Cirurgia Cervicofacial (ABORL-CCF), Sociedade Brasileira de Fonoaudiologia (SBFa) e Academia Brasileira de Laringe e voz (ABLV) elaboraram o Boletim nº 2.

CONSIDERANDO que a alta prevalência dos DVRT – Distúrbios da Voz Relacionados com o Trabalho em nosso meio seja motivo de importante absenteísmo e aumento de demandas judiciais neste âmbito e grande prejuízo social e econômico,

SUGERE que todo candidato ou trabalhador, que tem ou que terá a voz como instrumento de trabalho, deverá realizar avaliação da voz previamente ao exame médico admissional ou quando da realização de qualquer exame médico ocupacional com ausência de exame da voz anteriormente realizado e/ou na presença de queixa vocal, devendo esta avaliação constar no mínimo de:
1. Avaliação otorrinolaringológica com exame da laringe devidamente documentada (citando instrumental utilizado e descrição detalhada com imagem, quando disponível), e constando ainda as condições que a mesma foi realizada;
2. Avaliação fonoaudiológica com exame funcional da voz, devidamente documentada (descrevendo qualidade e dinâmica vocal), e informando as condições que a mesma foi executada;
3. Avaliação audiométrica admissional em casos de queixas auditivas, pois alterações auditivas podem gerar abuso ou mau uso na produção vocal.
4. O examinado deverá se apresentar para os exames anteriores portando documento com foto recente.
5. Todos os documentos das avaliações deverão conter RG, assinatura do examinado, nome e número do registro no respectivo conselho de classe do examinador.

GERENCIAMENTO
Consiste na Monitoração da voz do trabalhador com o objetivo de acompanhar sua qualidade e desempenho, tomando por referência a avaliação fonoaudiológica e otorrinolaringológica do exame admissional ou do exame médico ocupacional que incluiu a primeira avaliação da voz do trabalhador.
Recomenda-se o acompanhamento e GERENCIAMENTO DA VOZ do trabalhador que tem esta como instrumento de trabalho, incluindo-se a monitoração periódica da sua qualidade vocal.
O trabalhador deverá ser submetido a novas avaliações na presença de qualquer alteração da voz.
O gerenciamento será descrito no Boletim nº 3 em andamento.

São Paulo, 11 de maio de 2013.

Participantes
Academia Brasileira de Laringologia e voz (ABLV)
José Eduardo de Sá Pedroso – SP
José Eduardo de Sá Pedroso – SP

Luciano Neves – SP
Adriana Hachiya – SP

ANAMT – Associação Nacional de Medicina do Trabalho
João Alberto Maeso Montes – RS
Mara Edwirges Rocha Gândara – SP
Osni de Melo Martins – PR
Maria José Gimenez – SP

SBFa – Sociedade Brasileira de Fonoaudiologia
Fga. Leslie Picollotto Ferreira – SP
Fga. Suzana P.P. Giannini – SP
Fga. Ana Elisa Moreira Ferreira – SP
Fga. Maria Lúcia Dragone – SP
Fga. Juliana Algodoal – SP

ABORL-CCF – Associação Brasileira de Otorrinolaringologia e Cirurgia Cervicofacial
Alberto Alencar Nudelmann – RS
Sérgio Garbi – SP
Gustavo Korn – SP
Raul Ibanez – SP
Tatiana Della Giustina – RS
Elienai de Alencar Menezes – DF

SOBRAC – Sociedade Brasileira de Acústica
Daniel Fernando Bondarenco Zajarkiewicch – SP
Gustavo da Silva Vieira de Melo – PA
Newton Sure Soeiro – PA

No passado foi realizado um documento por solicitação do Governo sobre o assunto, mas acabou não sendo publicado. Modernamente o Governo incluiu esta doença no rol de doenças ocupacionais, que antes não contemplava.

O tempo de afastamento do trabalho continua sendo um grande desafio para os otorrinolaringologistas. Em minha opinião devemos primeiro depois de feito o diagnóstico analisar a possibilidade ou não de resolução da doença. Uma fenda vocal terá conduta diferenciada de um nódulo de prega vocal. Também cada pessoa possui uma capacidade diferente de recuperação e adaptação a estes casos.

Doenças vocais sem possibilidade de regressão, como lesão traumática, neoplásica, edema de Reinke, que não resolveram com cirurgia etc., temos que orientar em troca de função, para atividades sem demanda vocal. E se não existir esta possibilidade o paciente deverá ser orientado a procurar outro tipo de atividade, mas aposentadoria será difícil em razão de existir muitas atividades com baixa demanda vocal.

Quanto ao nexo causal é mais simples, será toda DVRT desencadeada durante o pacto laboral de uma atividade de grande demanda vocal. Pois jamais uma pessoa com disfonia seria admitida, numa atividade como telefonista ou teleoperadora. A quantificação do dano não existe na DPVAT usada pela Justiça do Trabalho e assim tenho usado o Baremo Europeu, abaixo, transcrito, uma vez que ela possui em português, por causa de Portugal.

PARLAMENTO EUROPEU
1999 __ 2004

Comissão de Assuntos Jurídicos e Mercado Interior
PROVISIONAL
2003/2130(INI)
27 de agosto de 2003
PROJETO DE INFORMAÇÃO
Com recomendações destinadas a Comissão sobre uma Guia do baremo europeu para a avaliação das lesões físicas e psíquicas
(2003/2130(INI))
E) FONAÇÃO
Afonia **30 %**
Disfonia isolada até **10 %**

TRAQUEOSTOMIA E O TRABALHO

CAPÍTULO 11

Já tivemos processos de traqueostomizados que tiveram seus benefícios ou aposentadoria cessados sendo alegado que possuíam condições de trabalho. No meu ponto de vista estas pessoas deveriam ser aposentadas mesmo tendo a possibilidade de serem enquadradas como PcD (Pessoa com Deficiência).

Um traqueostomizado, além de perder sua capacidade plena de fala, perdeu a capacidade de defesa de sua árvore respiratória fornecida pelo trato respiratório superior e perdeu também parte de sua capacidade vital. Não existe trabalho sem poeira, e estas agridem muito os traqueostomizados. Sofre este também um estigma social, chamando a atenção de todos, e alguns ainda questionando o que se trata isto. Mas devemos lembrar que a decisão final será sempre do Juiz.

PARALISIA FACIAL E O TRABALHO

Novamente temos uma situação extremamente complexa, que, além de lesões físicas, envolve também problemas psicológicos decorrentes do dano estético.

Na paralisia facial somos obrigados à contraindicar trabalho exposto a poeiras e intempéries por causa da dificuldade do fechamento palpebral provocado pela paralisia. Assim poderíamos ter aumentado o risco de lesões de córnea nesta situação. Outro problema que temos que levar em consideração é a paralisia no nervo estapédico que é protetor do sistema auditivo, uma vez paralisado poderá deixar a orelha interna mais suscetível a agressões feitas pelo ruído.

Por último, temos o problema da deformidade facial, que cada pessoa reagirá diferentemente a esta situação. Alguns aceitam as deformidades, e outros consideram verdadeiros aleijões, não querendo sair à rua para expor e serem alvos de questionamento sobre como ficou assim.

Utilizo a Classificação de House-Brackmann para analisar a gravidade de suas sequelas e após tento analisar o quanto a deformidade a aflige (Quadro 12-1). Mas será este um caso de aposentadoria definitiva por invalidez que é muito difícil de fazer um posicionamento de modo definitivo, onde até nossas

Quadro 12-1. Avaliação da Movimentação Facial Segundo House e Brackmann (1985)[17]

		Classificação de House-Brackmann	
Grau	Descrição	Em repouso	Em movimento
I	Normal	Simetria	Função facial normal
II	Disfunção leve	Simetria e tônus normais	• Fronte: função moderada à boa • Olho: fechamento completo com esforço mínimo • Boca: assimetria discreta

(Continua.)

Quadro 12-1. *(Cont.)* Avaliação da Movimentação Facial Segundo House e Brackmann (1985)[17]

		Classificação de House-Brackmann	
Grau	Descrição	Em repouso	Em movimento
III	Disfunção moderada	Simetria e tônus normais	■ Fronte: movimento discreto a moderado ■ Olho: fechamento completo com esforço ■ Boca: discreta fraqueza com máximo esforço
IV	Disfunção moderadamente grave	Simetria e tônus normais	■ Fronte: nenhum ■ Olho: fechamento incompleto ■ Boca: assimetria com esforço máximo
V	Disfunção grave	Assimetria	■ Fronte: nenhum ■ Olho: fechamento incompleto ■ Boca: discreto movimento
VI	Paralisia total	Assimetria	Nenhum movimento

vivências pessoais serão colocadas neste contexto. Como eu sofri uma grave lesão de face com deformidade em decorrência de um acidente de ônibus talvez consiga ser mais empático com uma pessoa nesta situação do que outro que não vivenciou este problema.

Hoje temos cirurgias que melhoram a estética, e talvez trabalho sem exposição pública fosse mais bem-aceito. Mas sempre termina em termos de usar o bom senso. Talvez seja, de senso comum, que precisamos algum tempo para nos adaptarmos e aceitarmos uma nova realidade, e a resiliência de cada um contará muito nesta hora.

APARELHO AUDITIVO E O TRABALHO

CAPÍTULO 13

Praticamente remonta ao capítulo de audição e trabalho. Mas aqui existem algumas particularidades que poderão ser desconhecidas pelo otorrinolaringologista.

Primeiramente a dúvida que surge se o protetizado ou implantado deixa de ser deficiente por causa de os limiares terem subido. Não, eles continuam sendo deficientes. Devemos lembrar que aparelho auditivo nem prótese ele é, e sim, uma órtese. A prótese substitui o órgão ou membro, e a órtese apenas corrige ou tenta corrigir a deficiência.

Assim todas as restrições para o deficiente se enquadram aqui, com exceção de direção veicular remunerada, cuja Resolução do CONTRAN permite se alcançados limiares auditivos estabelecidos nesta resolução, que possa adquirir a condição de direção veicular remunerada em todas as categorias, desde que com uso do aparelho auditivo de modo obrigatório.

No passado quando trabalhei de médico na companhia de energia elétrica do meu Estado, muitos funcionários desejavam usar aparelho auditivo para não perder o seu adicional de periculosidade. Mas isso não é possível e neste caso particular seria pior, pois a prótese auditiva não possui capacidade suficiente para grandes induções magnéticas geradas por campos elétricos de alta voltagem. Mas nunca pude fazer testes neste sentido pois não havia laboratórios especializados disponíveis.

Também não podemos esquecer que trabalhos expostos a intempéries, como chuva ou com água, não são compatíveis com uso de aparelho auditivo, uma vez, que a maior parte destes não resiste à água. E os mais modernos são de custos elevados e não são fornecidos pelo Governo.

Ainda recebi algumas vezes queixas de pessoas com uso de aparelho auditivo sofrerem *bullying* no ambiente de trabalho, sendo chamados de "surdinhos" ou de "ouvido biônico". Sobre este assunto não sei o que dizer tal o absurdo que chega. Mas ao ouvir a queixa alguma advertência deverá ser feita por parte do empregador, pois o mesmo poderá ser penalizado na Justiça do Trabalho mesmo com a desculpa que "eu não sabia" o "eu não queria".

APNEIA DO SONO E O TRABALHO

CAPÍTULO 14

A apneia do sono é um grande desafio do otorrinolaringologista quando se relaciona com o trabalho. A primeira vez que me defrontei com este problema foi quando fui chamado pelo Prof. Dr. Luc Weck, então presidente da Sociedade Brasileira de Otorrinolaringologia, a participar como representante desta Sociedade nas reuniões técnicas de saúde do CONTRAN (Conselho Nacional do Trânsito em Brasília) naquela época junto ao Ministério da Justiça. Fui incumbido por este a colocar apneia do sono nas novas diretrizes do CONTRAN. Inicialmente ocorreu resistência, mas por fim cederam e colocaram este item obrigatório na avaliação de motoristas por parte de médicos examinadores do trânsito para obtenção da CNH (Carteira Nacional de Habilitação) nas categorias "D" – caminhão e "E" – *truck*.

As reportagens citadas a seguir mostram o problema da dimensão de apneia do sono e acidentes do trânsito.

PORTUGAL
Apneia do sono eleva risco de sinistralidade rodoviária

Andreia Pereira domingo, 1 de março de 2009

Os números da sinistralidade nas estradas portuguesas não mostram um cenário muito animador. Na base dos acidentes rodoviários estão, muitas vezes, o excesso de velocidade, o consumo de álcool e o cansaço. Das três principais causas, o adormecimento ao volante pode ter origem na síndrome da apneia obstrutiva do sono.

Segundo a Dr.ª Marta Drummond, coordenadora da Comissão de Patologia Respiratória do Sono da Sociedade Portuguesa de Pneumologia (SPP), os doentes afetados pela apneia do sono "apresentam uma capacidade inferior de concentração, excessiva sonolência diurna e um aumento do tempo de reação". Por todas estas razões, a especialista diz que o risco de sofrer um acidente de viação aumenta neste grupo de doentes.

ESTADOS UNIDOS
Obesity linked to dangerous sleep apnea in truck drivers

March 11th, 2009

OSA is a syndrome characterized by sleep-disordered breathing, resulting in excessive daytime sleepiness, sleep attacks, psychomotor deficits, and disrupted nighttime sleep. It increases the risk of motor vehicle accidents, and is common among truck drivers. Approximately 2.4 to 3.9 million licensed commercial drivers in the U.S. are expected to have OSA. In addition to being unrecognized or unreported by drivers, OSA often remains undiagnosed by many primary care clinicians despite the fact that OSA increases the risks of hypertension, diabetes melito, and heart disease.

Philip Parks, MD, MPH, medical director of Lifespan's employee health and occupational services, is the study's lead author. Truck drivers with sleep apnea have up to a 7-fold increased risk of being involved in a motor vehicle crash."

JAPÃO
Condenado condutor que causou morte de brasileiros

Shiga, Otsu – Danilo Nuha/ipcdigital.com

Famílias das vítimas do acidente se reuniram com a Associação dos Advogados de Shiga que traduziram a sentença.
Tribunal cederá relatório a familiares das vítimas.
Após mais de um ano do acidente que matou sete brasileiros na rodovia Meishin em Hikone (Shiga), o tribunal de Otsu condenou o ex-motorista Takehiro Matsuzaki, 41, a três anos de prisão em regime fechado. O julgamento aconteceu nesta última sexta-feira, 26 de janeiro de 2007. O caso chamou a atenção de grande parte dos veículos de comunicação japoneses. Minutos antes de começar a audiência, o plenário já estava completamente tomado por jornalistas, familiares das vítimas e curiosos.
A defesa de Matsuzaki alegou que o ex-motorista era vítima da Síndrome da Apneia Obstrutiva do Sono (SAS, por suas siglas em inglês), motivo pelo qual não conseguiu evitar o acidente. Mas o tribunal considerou que Matsuzaki, apesar de ter apresentado sinais de cansaço por excesso de trabalho, "tinha obrigação de ter parado para descansar quando sentiu que estava com sono". Das sete vítimas, o caminhão dirigido por Matsuzaki chocou-se diretamente contra cinco delas.

Outro grave problema de acordo com a literatura é que a apneia do sono aumenta muito a incidência dos acidentes de trabalho. E assim o otorrinolaringologista de posse deste conhecimento e tendo realizado o diagnóstico e não conseguindo controlar a doença tem obrigação de alertar ao seu paciente e se possível ao médico do trabalho a ocorrência desta possibilidade.

MEDICAMENTOS OTORRINOLARINGOLÓGICOS E O TRABALHO E DIREÇÃO VEICULAR

Sabemos que sedativos e tranquilizantes podem provocar sonolência, mas muitas vezes receitamos antialérgicos e desconhecemos estes riscos. Descongestionantes também podem provocar sonolência, assim os otorrinolaringologistas jamais podem receitar medicamentos sem advertir seus usuários dos riscos, principalmente trabalhadores em altura e serviços com periculosidade.

A seguir cito alguns medicamentos que podem provocar acidentes de trânsito ou de trabalho:

- *Antidepressivos:* podem causar perda de atenção, além de dificuldade de visão e outros problemas. São responsáveis por inibir seletivamente a receptação de serotonina que, como consequência, pode desencadear agitação, tontura e fadiga.
- *Analgésicos:* usados de forma intensa contra dores em geral, podendo ser confundidos com remédios leves. Podem gerar sérios danos à concentração de um condutor, pois causam sonolência demasiada. Além disso, podem causar euforia, passividade, sedação e até mesmo vertigem.
- *Relaxantes musculares:* os efeitos mais comuns são sonolência e tonturas. Também pode causar letargia, tremores, insônia, agitação, irritabilidade, dores de cabeça, depressão e síncope. Reações sistêmicas incluem fraqueza, tonturas, ataxia, perda temporária da visão, confusão, midríase, agitação e desorientação.
- *Antitussígenos:* podem provocar tontura, ansiedade e sonolência.
- *Broncodilatadores:* podem ter por consequência: taquicardia, tremores e convulsões.
- *Estimulantes:* o uso de estimulantes pode causar irritabilidade e sonolência.
- *Neurolépticos:* pode causar a redução de reflexos, sonolência e outros comprometimentos cognitivos.
- *Opioides:* foi constatado, em estudos, que pacientes em tratamento com morfinas durante longo período estão mais envolvidos em acidentes.

- *Anti-histamínicos:* grande número de pessoas tratadas com as doses convencionais tem sonolência, além de falta de atenção, tontura ou confusão mental.
- *Antipsicóticos:* pacientes tratados com estes medicamentos demonstram alterações psicomotoras, diminuição da visão periférica, alteração do estado de vigilância.

REFERÊNCIAS BIBLIOGRÁFICAS

1. Ramazzini B. As doenças dos trabalhadores: tradução de Raimundo Estrêla. 4. edição. São Paulo: Fundacentro; 2016.
2. Nucci GS. Limites do sigilo entre médico e paciente para fins penais – Opinião pessoal, Revista Consultor Jurídico, 2019, [cited 2019 Mai 5]. Disponível em: http://www.conjur.com.br
3. Resolução n° 2183 do Conselho Federal de Medicina de 21/06/2018. Publicado no D.O.U em 21/09/2018. Edição 183, Seção 1, página 206. Disponível em: http://www.in.gov.br/materia/-/asset_publisher/Kujrw0TZC2Mb/content/id/41779130/do1-2018-09-21-resolucao-n-2-183-de-21-de-junho-de-2018-41778871
4. Portaria n° 6734 de 09/03/2020. Publicada no D.O.U. em 13/03/2020. Edição 50, Seçao1, página 15. Disponível em: http://www.in.gov.br/en/web/dou/-/portaria-n-6.734-de-9-de-marco-de-2020-247886194
5. Decreto n° 3298 de 20/12/1999. Disponível em: http://www.planalto.gov.br/ccivil_03/decreto/D3298.htm
6. Lei Complementar n° 142 de 08/05/2013. Publicado no D.O.U. em 09/05/2013, Edição 88, Seção 1, página 1. Disponível em: http://www.in.gov.br/materia/-/asset_publisher/Kujrw0TZC2Mb/content/id/30038834/do1-2013-05-09-lei-complementar-no-142-de-8-de-maio-de-2013-30038827
7. Pinto ALT, Windt MCVS, Siqueira LEA. Código Penal. 7. ed, São Paulo: Editora Saraiva; 2001.
8. Resolução n° 425 do Conselho Nacional do trânsito de 27/11/2012. Publicado no D.O.U. em 10/12/2012. Disponível em: https://www.legisweb.com.br/legislacao/?id=247963
9. Mendes RCCG, Barrinuevo CE, França DR, Ribas KV, Bley S, Narciso AR. Risco de Surdez Ocupacional em Telefonistas. Revistas Brasileira de Otorrinolaringologia 1997;63(1):15-20.
10. Normas Regulamentadoras. Escola Nacional de Inspeção do Trabalho. Disponível em: https://enit.trabalho.gov.br/portal/index.php/seguranca-e-saude-no-trabalho/sst-menu/sst-normatizacao/sst-nr-portugues?view=default
11. Nudelmann AN, Costa EA, Seligman J, Ibanez RN. Perda Auditiva Induzida pelo Ruído. Porto Alegre: Editora Bagagem Comunicação; 1997. p. 291-7.
12. Lavinsky J, Crow AL, Pan C, Aaron KA, Ho MK et al. Estudo da Associação ampla do genoma que identifica Nox3 como gene crítico para a suscetibilidade à perda auditiva induzida pelo ruído. PLosGenet 2015;11(4).

13. Nudelmann NA, Costa EA, Seligman J, Ibnez RN. Perda Auditiva Induzida pelo Ruído. Livraria e Editora Revinter, Volume II, 2001. p. 228-9.
14. Hayashide JM. Proposta de utilização de critério de decisão na elaboração de protocolos de exames médicos ocupacionais para atividades críticas: o exemplo do trabalho de altura. [dissertação]. São Paulo: Fundacentro; 2015.
15. Monteiro W. O trabalho em altura, 2016; atualizado em 11/03/2017. Disponível em: https://wandersonmonteiro.wordpress.com/2016/12/11/trabalho-medicina-do-trabalho/
16. Comitê Multidisciplinar de Voz Ocupacional divulga Boletim COMVOZ n° 1. Disponível em: https://www.anamt.org.br/portal/2011/06/14/comite-multidisciplinar-de-voz-ocupacional-divulga-boletim-comvoz-n-1/
17. Fonseca K, Morão AM, Motta AR, Vicente LCC. Escalas de grau de paralisia facial: análise de concordância. Brazilian Journal of Otorhinolaryngology 2015;81(3):288-93.

ÍNDICE REMISSIVO

Entradas acompanhadas por um *q* em itálico indicam quadros.

A

ABLV (Academia Brasileira de Laringologia e Voz), 43
ABORL-CCF (Associação Brasileira de Otorrinolaringologia e Cirurgia Cervicofacial), 43
Altura
  trabalho em, 35
    CSMA n° 1, 35
    NR 35, 36
    permissão para, *ver PTAL*
ANAMT (Associação Nacional de Medicina do Trabalho), 35, 43
  CSMA n° 1, 35
    trabalho em altura, 35
  DT n° 1, 36
    epilepsia e trabalho, 36
    rastreamento, 36
Anosmia
  e perfuração septal, 41
Aparelho Auditivo
  e o trabalho, 53
Apneia
  do sono, 55-56
  e trabalho, 55-56
    Estados Unidos, 56
    Japão, 56
    Portugal, 55
ASO (Atestado de Saúde Ocupacional), 6
  modelo, 7
Audição
  e trabalho, 11-27
    decreto n° 3.298, 17
    lei complementar n° 142, 19
    NR, 24, 25
      n° 15, 25
      n° 17, 24
    portaria n° 6.734, 11
Avaliação
  da movimentação facial, 51*q*
    por House e Brackmann, 51*q*

B

Brackmann
  House e, 51*q*
    avaliação por, 51*q*
      da movimentação facial, 51*q*

C

CAT (Comunicação de Acidente de Trabalho), 3
CFM (Conselho Federal de Medicina), 6
  resolução n° 2.183, 6
Código
  de Processo Penal, 5
    art. 207 do, 5
Comitê Nacional de Ruído
  e Conservação Auditiva, 26
    boletim, 26, 27
      n° 1, 26
      n° 3, 27
COMVOZ (Comitê Brasileiro Multidisciplinar de Voz Ocupacional), 46
  boletim, 43, 46
    n° 1, 43
    n° 2, 46

Conservação Auditiva
   comitê nacional de ruído e, 26
      boletim, 26, 27
         nº 1, 26
         nº 3, 27
Crime(s)
   ambientais, 9
CSMA (Sugestão de Conduta Médico-Administrativa)
   ANMT, 35
      nº 1, 35
         trabalho em altura, 35

D
Direção
   veicular, 57-58
      medicamentos e, 57-58
         otorrinolaringológicos, 57-58
Disfonia
   e o trabalho, 43-48
DRT (Delegacia Regional do Trabalho), 5
DT (Diretriz Técnica)
   ANAMT nº 1, 36
      epilepsia e trabalho, 36
         rastreamento, 36
DVRT (Doença Vocal Relacionada com o Trabalho), 43

E
Epilepsia
   e trabalho, 36
      rastreamento, 36
         DT ANAMT nº 1, 36

F
Faringotonsilite(s)
   e trabalho, 31

H
House
   e Brackmann, 51q
      avaliação por, 51q
         da movimentação facial, 51q

I
IPRF (Índice Percentual de Recepção de Fala), 30

L
Labirintite(s)
   e trabalho, 33-38
      em altura, 35
         CSMA nº 1, 35
      resolução CONTRAN nº 425, 34
Limite(s)
   do sigilo entre médico, 3-5
      e paciente, 3-5
         para fins penais, 3-5
LRF (Limiar de Recepção de Fala), 30

M
Medicamento(s)
   otorrinolaringológicos, 57-58
      e o trabalho, 57-58
         e direção veicular, 57-58
Movimentação Facial
   avaliação da, 51q
      por House e Brackmann, 51q

N
Nexo
   causal, 3-7
NHTSA (Segurança no Trânsito dos Estados Unidos da América), 37
NR (Norma Regulamentadora)
   nº 15, 25
   nº 17, 24
   nº 35, 36
      trabalho em altura, 36

O
Otite
   e trabalho, 29-30

P
PAIR (Perda Auditiva Induzida pelo Ruído), 26
Paralisia
   facial, 51-52
      e trabalho, 51-52
PcD (Pessoa com Deficiência), 49
Perfuração
   septal, 41
      anosmia e, 41
PTAL (Permissão para Trabalho em Altura)
   modelo de, 37q

R

Rinossinusite
  e o trabalho, 39-40
Ruído
  comitê nacional de, 26
  e conservação auditiva, 26
    boletim n° 1, 26
    boletim n° 3, 27
  e trabalho, 11-27
    decreto n° 3.298, 17
    lei complementar n° 142, 19
    NR, 24, 25
      n° 15, 25
      n° 17, 24
    portaria n° 6.734, 11

S

SBFa (Sociedade Brasileira de
  Fonoaudiologia), 43
Sigilo
  médico, 3-7
    art. 207, 5
      do Código de Processo Penal, 5
    entre paciente e, 3-5
      limites para fins penais do, 3-5
Sono
  apneia do, 55-56
  e trabalho, 55-56
    Estados Unidos, 56
    Japão, 56
    Portugal, 55

T

TAC (Termo de Ajuste e Conduta), 5
Trabalho
  aparelho auditivo e o, 53
  apneia do sono e, 55-56
    Estados Unidos, 56
    Japão, 56
    Portugal, 55
  disfonia e o, 43-48
    boletim COMVOZ, 43, 46
      n° 1, 43
      n° 2, 46
    em altura
      permissão para, ver PTAL
    faringotonsilites e, 31
    labirintites, 33-38
      em altura, 35
        CSMA n° 1, 35
        NR 35, 36
      epilepsia e, 36
        DT ANAMT n° 1, 36
      resolução CONTRAN n° 425, 34
    medicamentos otorrinolaringológicos
      e o, 57-58
      e direção veicular, 57-58
    otite e, 29-30
    paralisia facial e, 51-52
    rinossinusite e o, 39-40
    traqueostomia e o, 49
Traqueostomia
  e o trabalho, 49